JN102431

Nursing care guide for chronic kidney disease

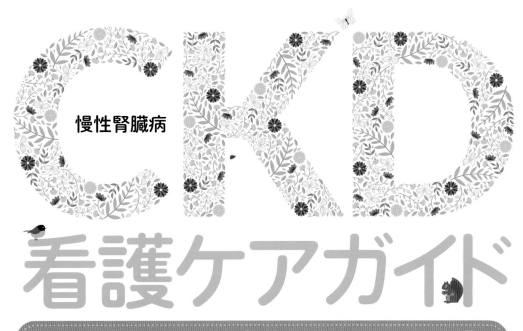

慢性腎臓病

CKD

看護ケアガイド

からだ・こころ・社会的影響に関する看護

編著 岡 美智代

照林社

資料 CKDの重症度分類

原疾患	蛋白尿区分		A1	A2	A3
糖尿病	尿アルブミン定量（mg/日） 尿アルブミン/Cr比（mg/gCr）		正常	微量 アルブミン尿	顕性 アルブミン尿
			30未満	30〜299	300以上
高血圧 腎炎 多発性嚢胞腎 移植腎 不明 その他	尿蛋白定量（g/日） 尿蛋白/Cr比（g/gCr）		正常	軽度蛋白尿	高度蛋白尿
			0.15未満	0.15〜0.49	0.50以上
GFR区分 (mL/分/ 1.73m²)	G1	正常または高値	≧90		
	G2	正常または軽度低下	60〜89		
	G3a	軽度〜中等度低下	45〜59		
	G3b	中等度〜高度低下	30〜44		
	G4	高度低下	15〜29		
	G5	末期腎不全（ESKD）	<15		

重症度は原疾患・GFR区分・蛋白尿区分を合わせたステージにより評価する。CKDの重症度は死亡、末期腎不全、心血管死亡発症のリスクを緑 ■ のステージを基準に、黄 ■ 、オレンジ ■ 、赤 ■ の順にステージが上昇するほどリスクは上昇する。 「KDIGO CKD guideline2012」を日本人用に改変

日本腎臓学会 編：CKD診療ガイド2012. 東京医学社, 東京, 2012：3より引用

執筆者一覧 （敬称略）

編著者

岡　美智代　　群馬大学大学院保健学研究科 教授

執筆者 （掲載順）

廣村桂樹　　　群馬大学大学院医学系研究科 腎臓・リウマチ内科学 教授

清水美和子　　群馬パース大学保健科学部看護学科 講師

高橋さつき　　群馬大学大学院保健学研究科 講師

板谷真紀子　　せせらぎ病院、透析看護認定看護師

本井裕二　　　丹後中央病院看護部 救急・中央部門 主任

松元智恵子　　獨協医科大学越谷病院看護部 副看護部長、慢性疾患看護専門看護師

石川　恵　　　前橋赤十字病院看護部 主任、慢性疾患看護専門看護師

井手段幸樹　　佐久大学看護学部看護学科 助教

上星浩子　　　群馬パース大学保健科学部看護学科 教授

高津咲恵子　　防衛医科大学校病院看護部 副師長、慢性疾患看護専門看護師

木村和美　　　せせらぎ病院透析センター 副センター長 看護師長

松元千明　　　群馬県こころの健康センター

五十畑晶代　　元・群馬大学医学部保健学科

福田　愛　　　群馬大学医学部附属病院

麓　真一　　　日高病院透析室 看護師長、慢性疾患看護専門看護師

丸山真実　　　富岡総合病院看護部

『CKD看護ケアガイド』出版にあたって

■本書発行の目的

「腎臓病って言われても実感がわかないのよね」という言葉を、慢性腎臓病（CKD）患者から聞くことが少なくありません。

CKDは成人の8人に1人が罹患している国民病と2000年代に言われてから、"そらまめ教室"など患者教育の場が多くなりました。しかし、そこでの教育は「患者に何とか変わってもらおう」ということを目的としたものが多いように思います。確かに、患者に健康的な生活を送ってもらうことは必要です。しかし、まずは「実感がわかないのよね」という患者の言葉の意味を理解することが必要と考えます。

また、CKDはステージ別に治療や食事制限の指針が出されていますが、そのステージ別に提示された看護計画は見当たりません。

そこで、CKD患者の看護に関してステージ別に系統立てて理解でき、さらに病気による、からだはもちろん、こころと社会への影響をとらえながら、ケアまでガイドできる専門書を目的として、本書を企画しました。

■本書の特徴

まず、CKD患者の看護を系統立てて学ぶために、医学的な観点からCKDをとらえ、その後ステージ別に標準看護計画を紹介しました。そのため、CKD患者の看護について、基本から順序だてて理解し実践できるようになっています。

さらに、CKD患者をトータルで理解するために、CKDステージ別にみた特有なこと（腎不全と初めて言われたとき、血圧・食事管理、腎代替療法選択など）についてテーマを定めました。そのテーマに関する患者の思いを明らかにするために、研究計画を立て各施設の倫理審査の承認を受け、患者にインタビューを行い、ひとりひとりの語りをもとに、各テーマに応じた思いを明らかにしました。さらに、普段の看護の中から見たり聴いたりした内容も織り交ぜて、各テーマがもたらす患者のこころ・からだ・社会への影響をまとめました。

本書で紹介する患者の思いの特徴は、個人が特定されないような配慮をしながらも、実際の声をもとにまとめたため、リアリティーに富んだものになっています。もちろん、人間は複雑な存在ですので、表現できていない思いもあると思います。

読者の方には、CKD患者を理解するためのガイドの一つとして本書をご活用いただき、「自分の気持ちをわかってもらえた！」と患者に思ってもらえる看護ケアを行っていただければ幸いです。

最後になりましたが、照林社の高井久恵様、有賀洋文様に感謝申し上げます。

2020年6月

群馬大学大学院保健学研究科 教授　岡 美智代

CONTENTS

装丁：大下賢一郎
本文イラストレーション：今﨑和広、たかなかな
本文DTP：明昌堂

主な検査値一覧

検査項目	基準値
血中尿素窒素（BUN）	8〜20mg/dL
推算糸球体濾過量（eGFR）	60.0mL/分/1.73m^{2}以上
グリコアルブミン（GA）	12.4〜16.3%
クレアチニン（Cr）	男性：0.61〜1.04mg/dL 女性：0.47〜0.79mg/dL
ヘモグロビンA1c（HbA1c）	4.6〜6.2%
ヘモグロビン（Hb）	男性：13.5〜17.5g/dL 女性：11.5〜15.0g/dL
カルシウム（Ca）	8.4〜10.4mg/dL
カリウム（K）	3.5〜5.0mEq/L
ナトリウム（Na）	135〜145 mEq/L
クロール（Cl）	96〜110 mEq/L
無機リン（P）	2.5〜4.5mg/dL
LDL-コレステロール（LDL-C）	65〜139mg/dL
HDL-コレステロール（HDL-C）	40〜65mg/dL
副甲状腺ホルモン（PTH）-インタクト	10〜65pg/mL
尿酸（UA）	男性：3.8〜7.0mg/dL 女性：2.5〜7.0mg/dL
尿蛋白	定性：陰性（−） 定量：150mg/日未満（蓄尿）
尿糖	定性：陰性（−） 定量：100mg/日以下（蓄尿）
尿潜血	定性：陰性（−）
ケトン体	定性：陰性（−）

第1章

慢性腎臓病とは

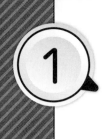

1 腎臓の構造と機能、CKDの定義と経緯

廣村桂樹

腎臓の構造・機能

1. 腎臓の主な働き

　腎臓は臍の高さにあり、腰上部の背側に左右一つずつ存在する。そら豆のような形をしており、成人では握りこぶし程度の大きさで、一つが120〜150gである。腹部大動脈から分岐した腎動脈が腎臓に入り、分岐を繰り返して糸球体毛細血管となる。その後、血管は合流しながら太くなり、腎静脈として腹部大静脈に流れ込む。

　腎臓は、体内で産生された老廃物を尿中に排泄する臓器である。腎臓の主な働きを**表1**に示す。腎臓には大量の血液が流れ込み、老廃物は糸球体で濾過され、尿細管で濃縮されて尿として排泄されている。健常成人では、体内の血液量に相当する5L程度の血液が、1分間に心臓から拍出される。そのうちの20％にあたる1L/分の血液が腎臓に流れ込む。

2. 糸球体濾過と尿産生のしくみ

　血液の約半分は血漿成分であり、500mL/分の

表1　腎臓の働き

①老廃物の排泄
②水・電解質の調節
③ホルモンの産生やビタミン活性化
・レニンやエリスロポエチン産生
・ビタミンD₃活性化

血漿が腎糸球体を流れる。そのうち20％にあたる100mL/分の血漿が糸球体毛細血管から濾過され、原尿として尿細管に流れ込む（**図1**）。

　この、濾過される血漿量を糸球体濾過量（glomerular filtration rate：GFR）と呼び、腎臓の濾過能力の指標となる。尿細管では原尿中の水分は約99％が再吸収され、尿毒素が濃縮される。若い健常な人では、1日約150Lの原尿が産生されるが、尿細管で水分の約99％が再吸収され、約1.5Lの尿として体外に排泄される。例えば、尿毒素の一つであるクレアチニン（creatinine：Cr）は、糸球体で濾過されたあとは尿細管で再吸収されることはなく、約100倍に濃縮され尿として排泄される。

　一方、ブドウ糖やアミノ酸などの栄養素はほとんどが尿細管で再吸収され血管内に戻り、ナトリウム（Na）、カリウム（K）、クロール（Cl）、カルシウム（Ca）、リン（P）、マグネシウム（Mg）などの電解質は尿細管で再吸収や分泌が行われる。腎臓では水分や電解質の再吸収量や分泌量を調整することで、体内の水・電解質の調整を行っている。尿細管では重炭酸や水素イオンの再吸収・分泌も行われ、最終的に酸性物質である水素イオンを尿中に排泄することで、健常者では血液のpHを7.40±0.05という狭い範囲で弱アルカリ性に保つことができる。

　また、腎臓はホルモンの産生やビタミンの活性化を行う臓器でもある。血圧を上昇させる作用を

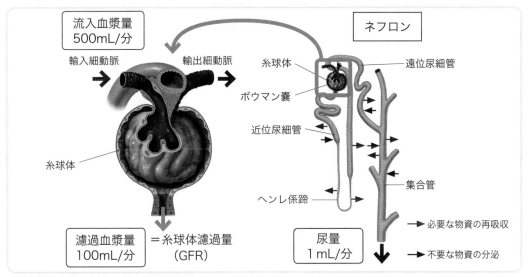

流入血漿量
500mL/分

ネフロン

輸入細動脈　　輸出細動脈

糸球体　　　　　　遠位尿細管

ボウマン嚢

近位尿細管

糸球体

集合管

ヘンレ係蹄

濾過血漿量
100mL/分　＝糸球体濾過量
（GFR）

尿量
1mL/分

→ 必要な物資の再吸収

→ 不要な物資の分泌

図1 糸球体濾過と尿産生のしくみ

もつレニンを産生したり、赤血球の骨髄での造血を促進するエリスロポエチンを分泌したりする。さらにビタミンD_3を活性化することで、腸管からのカルシウム吸収を増加させ、骨を強くする働きも有する。

CKDの定義と経緯

慢性腎臓病（chronic kidney disease：CKD）は、2002年に米国腎臓財団によって提唱された比較的新しい疾患概念である。**表2**に、現在わが国で使用されているCKDの定義を示す[1]。本疾患が提唱された背景には、疫学研究によって、腎機能が低下した患者では末期腎不全に至るリスクが高いだけでなく、心筋梗塞や脳卒中などの心血管系合併症による死亡（心血管死）や原因を問わないすべての死亡（全死亡）のリスクも高いことが明らかになったことがある。すなわち、CKDは末期腎不全に至るだけでなく、心血管死の増加など健康に対する大きな脅威となる。

2002年に米国腎臓財団で提唱されたCKDは、すぐに世界各国に広まった。わが国ではCKDを「慢性腎臓病」と呼ぶこととなり、2005年ごろよりCKDの啓蒙活動が本格化した。2007年には、一般の医療者向けに『CKD診療ガイド2007』が発表され、2009年に腎臓専門医を対象にした『CKD診療ガイド2009』が発表された。その後、2012年と2013年にそれぞれの改訂を経て、2018年に両者が統合された『エビデンスに基づくCKD診療ガイドライン2018』が日本腎臓学会より発行されている[2]。

表2 CKDの定義（日本腎臓学会）

①尿異常、画像診断、血液、病理で腎障害の存在が明らか。特に0.15g/gCr以上の蛋白尿（30mg/gCr以上のアルブミン尿）の存在が重要
②GFR＜60mL/分/1.73m²
①、②のいずれか、または両方が3か月以上持続する

日本腎臓学会 編：CKD診療ガイド2012. 東京医学社，東京，2012：1より引用

引用・参考文献

1. 日本腎臓学会 編：CKD診療ガイド2012. 東京医学社，東京，2012.
2. 日本腎臓学会 編：エビデンスに基づくCKD診療ガイドライン2018. 東京医学社，東京，2018.
3. 腎臓病SDM推進協会ホームページ．http://www.ckdsdm.jp/sdm/sdm.html（2020/5/18アクセス）
4. 日本腎臓リハビリテーション学会 編：腎臓リハビリテーションガイドライン. 南江堂，東京，2018.

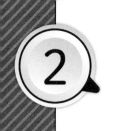

CKDの診断と重症度分類

廣村桂樹

CKDの診断のための検査

CKDの診断を行うためには、特に蛋白尿と腎機能の検査を的確に行うことが重要である。以下に、蛋白尿と腎機能検査のポイントについて解説する。

1. 蛋白尿検査

蛋白尿を正確に知るためには24時間蓄尿を行い、1日蛋白尿量（g/日）として評価する。一方、検診や一般の日常診療においては、蓄尿は煩雑であるため、尿試験紙法による定性検査が行われる。しかし、試験紙法では尿の濃縮度により変動が大きく、不正確である。

そこで、蛋白尿の程度をより正確に判定するため、随時尿の尿蛋白濃度と尿中Cr濃度を定量して、**図1**で示すような尿蛋白/尿Cr比（g/gCr）として評価する。この尿蛋白/尿Cr比は、1日蛋白尿量（g/日）とほぼ同じ数値となることが知られている。ただし、起立性蛋白尿の否定のため、早朝尿での評価も行う。また、早期の糖尿病性腎臓病患者やその疑い患者では、尿中アルブミン/尿中Cr比（mg/gCr）で評価する。

2. 腎機能検査

腎機能の指標にはGFRを使用する。日常診療

$$1日蛋白尿量（g/日）≒ \frac{随時尿蛋白定量（mg/dL）}{随時尿Cr定量（mg/dL）}（g/gCr）$$
（健常では0.15g/gCr未満）

【例】
患者A：尿蛋白定性（1＋）
　　　　尿蛋白定量　30mg/dL　　➡　尿蛋白/尿Cr比　2.0g/gCr ≒ 1日蛋白尿量　2.0g/日
　　　　尿Cr定量　　15mg/dL

患者B：尿蛋白定性（1＋）
　　　　尿蛋白定量　30mg/dL　　➡　尿蛋白/尿Cr比　0.5g/gCr ≒ 1日蛋白尿量　0.5g/日
　　　　尿Cr定量　　60mg/dL

　　　　　尿蛋白定性で同じ（1＋）であっても、1日蛋白尿量は異なる

図1　随時尿による1日蛋白尿量の推定

では血清Cr値も腎機能の指標としてよく使用されるが、GFRと血清Crは反比例の関係にあるので注意する（**図2**）。腎機能の低下に伴いGFRは直線的に低下するが、血清Crは初期には緩徐に上昇し、途中から急速に増加する。そのため、早期の腎機能低下を判断するのには、GFRを用いるほうが小さな変化をとらえやすく、またGFRの低下速度より末期腎不全に至る時期を予測することができる。

GFRの測定は、イヌリンを点滴静注して測定する「イヌリンクリアランス」がゴールドスタンダードである。また、点滴の必要のない「Crクリアランス」も代用される。しかし、両者とも蓄尿が必要であり、外来患者や検診でのスクリーニング検査には不向きである。そこで、血清Cr値または血清シスタチンC（Cys-C）値と年齢、性別により計算する「推算糸球体濾過値（estimated GFR：eGFR、推算GFR）」が利用される。

国際的にはeGFRの計算にMDRD式やCKD-EPI式が使用されるが、わが国では日本人向けの推算式である「eGFRcreat」を使用する（**図3**）。ただし、eGFRcreatは筋肉量が標準的でない人の評価には注意が必要である。血清Crは筋肉のクレアチンの代謝物であることより、血中Cr濃度は筋肉量に依存する。eGFRcreatは筋肉量の少ない患者では過大評価され、筋肉量の多い患者では過少評価となる。このような場合は、筋肉量の影響を受けない血清Cys-Cを用いた「eGFRcys」を利用する（**図4**）。特に、腎排泄性の薬物投与において筋肉量の少ないCKD患者では、eGFRcreatを用いると過量投与となる可能性があるため、eGFRcysを用いるとよい。

CKDの重症度分類[1]

CKDは、腎機能が保たれた軽い蛋白尿のみから、ネフローゼ症候群や末期腎不全に至るまで、幅の広い病態を包括する疾患概念である。また、CKDの原因疾患も、糖尿病、高血圧、糸球体腎炎、

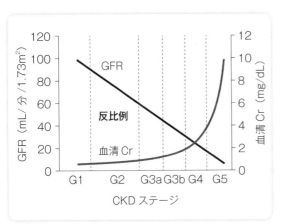

図2 GFRと血清クレアチニンの関係

男性：eGFRcreat(mL/分/1.73m²)
＝194×血清Cr(mg/dL)^{-1.094}×年齢(歳)^{-0.287}
女性：eGFRcreat(mL/分/1.73m²)
＝194×血清Cr(mg/dL)^{-1.094}×年齢(歳)^{-0.287}×0.739
※18歳以上に適応

【例】血清Cr1.30 mg/dLの場合
20歳 男性：61.6 mL/分/1.73m²→ステージG2
90歳 男性：40.0 mL/分/1.73m²→ステージG3b
20歳 女性：45.5 mL/分/1.73m²→ステージG3a
90歳 女性：29.6 mL/分/1.73m²→ステージG4

図3 血清クレアチニン値による推算糸球体濾過量（eGFRcreat）の推算式

男性：eGFRcys(mL/分/1.73m²)
　　　＝（104×血清Cys-C(mg/L)$^{-1.019}$×0.996$^{年齢(歳)}$）－8
女性：eGFRcys(mL/分/1.73m²)
　　　＝（104×血清Cys-C(mg/L)$^{-1.019}$×0.996$^{年齢(歳)}$×0.929）－8

※18歳以上に適応

【eGFRcysによる腎機能の評価が望ましい患者】
・筋肉量が少ない人（四肢欠損者、長期臥床者、筋萎縮性疾患患者）
・筋肉量が多い人（運動選手、ボディビル施行者）

図4 血清シスタチンC値による推算糸球体濾過量（eGFRcys）の推算式

	原因（Cause）	腎機能（GFR）	蛋白尿（Albuminuria）
患者A	IgA腎症	eGFR48mL/分/1.73m² ➡ **IgA腎症 G3aA3**	尿蛋白/尿Cr比2.15g/gCr
患者B	糖尿病	eGFR 87mL/分/1.73m² ➡ **糖尿病 G2A2**	尿アルブミン/尿Cr比140mg/gCr
患者C	多発性嚢胞腎	eGFR 28mL/分/1.73m² ➡ **多発性嚢胞腎 G4A1**	尿蛋白/尿Cr比0.14g/gCr

図5 CGA分類の記載法

多発性嚢胞腎など多彩である。そこで、CKDの重症度分類としてCGA分類が提唱された。CGA分類では、CKDの原因（cause：C）、腎機能（GFR：G）、蛋白尿（albuminuria：A）の3つの要素より患者評価を行う。CGA分類の具体的な記載法を**図5**に示す。まずCKDの原因を記載し、腎機能（GFR）に関してはG1～G5までの6つのステージに区分する。蛋白尿については、A1～A3の3つのステージに区分する（巻頭の 資料 **CKDの重症度分類**を参照）。

　これまでの研究より、腎機能低下が高度になるにつれ、また蛋白尿の排泄が多くなるにつれ、末期腎不全に至るリスクならびに心血管死や全死亡のリスクが増加することが明らかとなっている。

そこで、各患者のリスクを評価するため、 資料 **CKDの重症度分類**を利用して、腎機能、蛋白尿のレベルより、患者がどの枠に該当するか検討する。なお、末期腎不全へのリスクは腎機能低下、尿蛋白増加に伴い急峻なリスクの増加がみられるのに対し、死亡や心血管死のリスクの増加は数倍程度とゆるやかな増加である。

引用・参考文献
1. 日本腎臓学会 編：CKD診療ガイド2012. 東京医学社, 東京, 2012.
2. 腎臓病SDM推進協会ホームページ. http://www.ckdsdm.jp/sdm/sdm.html（2020/5/18アクセス）
3. 日本腎臓リハビリテーション学会 編：腎臓リハビリテーションガイドライン. 南江堂, 東京, 2018.

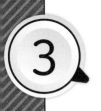

3 CKDの疫学、心血管病との関連

廣村桂樹

CKDの疫学

　日本腎臓学会の調査では、CKDの定義を満たす患者は1,330万人と推計されており、成人の8人に1人はCKDである。日本透析医学会のデータでは、慢性透析患者数は年々増加しており、2018年末には339,841人で、人口100万人あたり2,688人である（**図1**）[1]。

　2018年の新規透析導入患者と死亡患者はそれぞれ40,468人、33,863人であった。また、透析導入の原因疾患については、以前は慢性糸球体腎炎が最も多かったが、1990年代後半より糖尿病性腎症が第1位となっている（**図2**）[1]。

　2018年の調査では、糖尿病性腎症が第1位、次いで慢性糸球体腎炎、腎硬化症、不明、多発性嚢胞腎の順となっている。減少傾向にある慢性糸球体腎炎と、増加傾向にある腎硬化症がほぼ同数となった。高齢化に伴い、腎硬化症は今後も増加することが予想される。

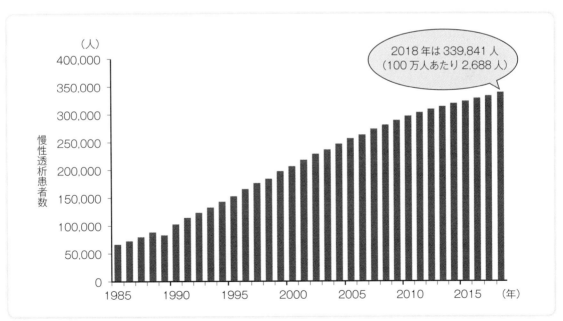

図1　わが国の慢性透析患者数の推移

日本透析医学会 統計調査委員会：わが国の慢性透析療法の現況（2018年12月31日現在）．日本透析医学会雑誌 2019；52（12）：679-754を参考に作成

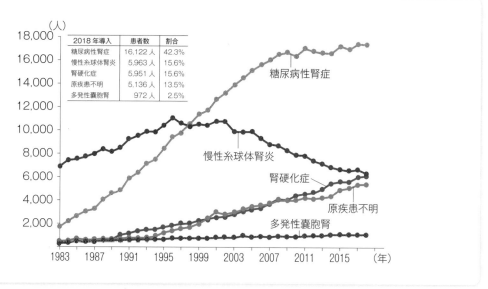

2018年導入	患者数	割合
糖尿病性腎症	16,122人	42.3%
慢性糸球体腎炎	5,963人	15.6%
腎硬化症	5,951人	15.6%
原疾患不明	5,136人	13.5%
多発性嚢胞腎	972人	2.5%

図2　わが国の主要疾患別年間透析導入者数の推移

日本透析医学会 統計調査委員会：わが国の慢性透析療法の現況（2018年12月31日現在）．日本透析医学科雑誌 2019；52（12）：679-754を参考に作成

CKDと心血管病との関連

　腎機能が低下すると心血管病の発症や死亡が増加するなど、心臓と腎臓は密接に関連している。これは心腎連関と呼ばれている（**図3**）[2]。腎機能の低下に伴い体液調節が障害され、高血圧、ナトリウム貯留、カルシウム・リン代謝異常が生じる。また、腎性貧血となり、組織の虚血や心負荷となる。これらの因子は血管内皮細胞障害を発生、増悪させて動脈硬化を促進する。これにより虚血性心疾患や脳梗塞が悪化するとともに、腎動脈硬化により腎機能のさらなる悪化につながるものと考えられている。

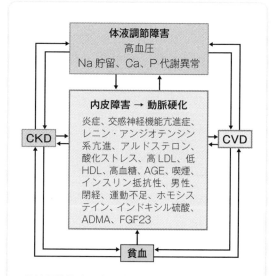

体液調節障害、内皮障害による動脈硬化、貧血が悪循環をきたす。
AGE：終末糖化産物、ADMA：非対称性ジメチルアルギニン、CVD：心血管病、FGF23：線維芽細胞増殖因子23。

図3　心腎連関

日本腎臓学会 編：CKD診療ガイド2012. 東京医学社，東京，2012：14より引用

引用・参考文献

1. 日本透析医学会 統計調査委員会：わが国の慢性透析療法の現況（2018年12月31日現在）．日本透析医学会雑誌 2019；52（12）：679-754.
2. 日本腎臓学会 編：CKD診療ガイド2012. 東京医学社，東京，2012：14.
3. 腎臓病SDM推進協会ホームページ．http://www.ckdsdm.jp/sdm/sdm.html（2020/5/18アクセス）
4. 日本腎臓リハビリテーション学会 編：腎臓リハビリテーションガイドライン．南江堂，東京，2018.

④ CKDの病態と治療総論

廣村桂樹

CKDの病態

1. 高血圧

1）糸球体高血圧と糸球体障害

糸球体毛細血管には、濾過を行うために50～60mmHgの高い血圧がかかっている。そして輸入細動脈と輸出細動脈という糸球体の前後にある血管の収縮・弛緩による調整により、血圧が変動しても一定の糸球体血圧になるように自己調整機構がある。しかし、糖尿病性腎臓病、糸球体腎炎、高血圧が長期間持続すると、輸入細動脈の障害により自己調整機構が破綻し血管が拡張することで、糸球体高血圧を引き起こす（**図1**）。また、レニン・アンジオテンシン系の活性化により、アンジオテンシンIIが産生され輸出細動脈が収縮することでも糸球体高血圧が増強する。糸球体高血圧になると高い濾過圧により、一時的にはGFRは増加する。これを糸球体過剰濾過と呼ぶ。しかし、糖尿病性腎臓病や糸球体腎炎などの障害された糸球体に糸球体過剰濾過が持続すると、糸球体障害が増悪し、糸球体硬化、腎機能低下につながる。

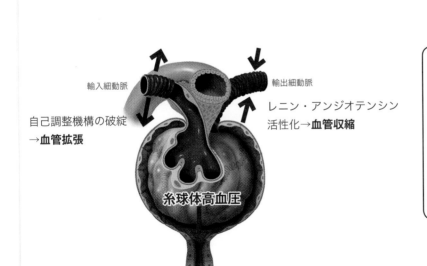

図1 糸球体高血圧と糸球体障害

2）食塩感受性高血圧

　糸球体数が減少すると、塩分の排泄のために高い血圧が必要となる。私たちの体は塩分を多く摂取すると、全身血圧を上昇させて尿中ナトリウムの排泄量を増加させる。健常な腎臓では血圧を軽度上昇させることで塩分を排泄させることができるが、糸球体数が低下した状態では、血圧をより大きく上昇させることで塩分を体外に排泄させることができる（**図2**）。塩分摂取により血圧が上昇しやすい状態を「食塩感受性高血圧」と呼ぶが、腎機能の低下したCKD患者は、食塩感受性高血圧の状態となる。そのためCKD患者では、減塩により高血圧を防ぐことがとても重要である。

3）CKD患者の血圧管理

　CKD患者の血圧管理に関しては、これまで多くの研究がなされてきた。それらをもとに、**表1**に示した降圧目標が示されている[1]。なお、ここでの血圧は診察室血圧であり、家庭血圧はここから5mmHg引いた数値を目標とする。日常診療においては、家庭血圧を確認しながら血圧管理を行う。患者には家庭血圧を測定し、記録するように指導する。血圧が高い場合はまず減塩などの生活指導を行い、降圧目標に到達しない場合は降圧薬を使用する。降圧薬はいろいろな種類があり、患者の状態により推奨薬に相違がある。推奨降圧薬について**表2**にまとめた[1]。

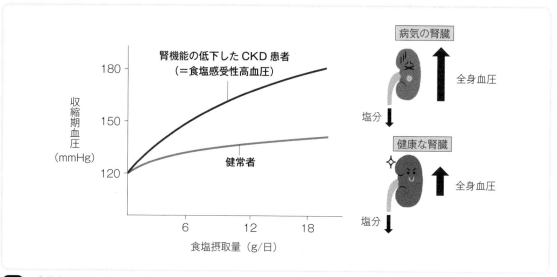

図2　食塩摂取量と血圧の関係

表1　CKD患者への降圧療法

		75歳未満	75歳以上
糖尿病（−）	蛋白尿（−）	140/90mmHg未満	150/90mHg未満
	蛋白尿（＋）	130/80mmHg未満	150/90mmHg未満
糖尿病（＋）		130/80mmHg未満	150/90mmHg未満

・75歳未満では、CKDステージを問わず、糖尿病および蛋白尿の有無により降圧基準を定めた。
・蛋白尿については、軽度尿蛋白（0.15g/gCr）以上を「蛋白尿あり」と判定する。
・75歳以上では、起立性低血圧や急性腎障害（AKI）などの有害事象がなければ、140/90mmHg未満への降圧をめざす。
日本腎臓学会 編：エビデンスに基づくCKD診療ガイドライン2018. 東京医学社, 東京, 2018：24より引用

表2 CKD患者への推奨降圧薬

CKDステージ		75歳未満		75歳以上
		糖尿病、非糖尿病で蛋白尿（＋）	非糖尿病で蛋白尿（－）	
G1～G3	第1選択薬	ACE阻害薬、ARB	ACE阻害薬、ARB、Ca拮抗薬、サイアザイド系利尿薬（体液貯留）から選択	75歳未満と同様
	第2選択薬（併用薬）	Ca拮抗薬（CVDハイリスク）、サイアザイド系利尿薬（体液貯留）		
G4、G5	第1選択薬	ACE阻害薬、ARB	ACE阻害薬、ARB、Ca拮抗薬、長時間作用型ループ利尿薬（体液貯留）から選択	Ca拮抗薬
	第2選択薬（併用薬）	Ca拮抗薬（CVDハイリスク）、長時間作用型ループ利尿薬（体液貯留）		

・軽度尿蛋白（0.15g/gCr）以上を「蛋白尿（＋）」と判定。
・糖尿病、非糖尿病で蛋白尿（＋）の第三選択薬（2剤目の併用薬）として、利尿薬またはCa拮抗薬を考慮する。
・非糖尿病で蛋白尿（－）の併用薬は、ACE阻害薬とARBの併用を除く2剤または3剤を組み合わせる。
・ステージG4、5でのACE阻害薬、ARB投与は少量から開始し、腎機能悪化や高K血症などの副作用出現時は、速やかな減量・中止またはCa拮抗薬への変更を推奨する。
・75歳以上のステージG4、5でCa拮抗薬のみで降圧不十分な場合は、副作用に十分注意しながらACE阻害薬、ARB、利尿薬を併用する。
ACE：アンジオテンシン変換酵素、ARB：アンギオテンシン受容体拮抗薬、CVD：心血管疾患。
日本腎臓学会 編：エビデンスに基づくCKD診療ガイドライン2018. 東京医学社，東京，2018：28より引用

　なお、収縮期血圧 110 mmHg未満は、脳血管障害などを増加させる可能性が指摘されており、110 mmHg未満へ降圧しないようにすることが提案されている。

2. 腎性貧血

　腎機能の低下に伴いエリスロポエチン産生低下が生じ腎性貧血となる。貧血はCKD進行のリスクとなるとともに、心血管病のリスクにもなる。このため、遺伝子組換えヒトエリスロポエチン製剤などの赤血球造血刺激因子製剤（erythropoiesis stimulating agent：ESA）を投与する。その際は、**表3**に示した数値を目標にESA製剤を調製する[1]。しばしば鉄欠乏性貧血も合併することがあるため、鉄欠乏の有無もチェックし、不足する場合は鉄剤を投与する。

表3 CKD診療ガイドライン2018における各指標の目標値

項目	目標値
貧血（Hb）	11g/dL以上、13g/dL未満 重篤なCVDの既往や合併症がある場合など→12g/dLを超える場合、ESAの減量・休薬考慮
尿酸	8.0 mg/dL以上→薬物治療 治療後目標値：6.0 mg/dL以下
脂質	冠動脈疾患既往なし ・LDL-C120mg/dL未満 ・non-HDL-C150mg/dL未満 冠動脈疾患既往あり ・LDL-C100 mg/dL未満 ・non-HDL-C130 mg/dL未満
リン	可能であれば正常範囲内
カリウム	4.0 mEq/L以上、5.5 mEq/L未満

日本腎臓学会 編：エビデンスに基づくCKD診療ガイドライン2018. 東京医学社，東京，2018：16，38-39，41，47-50を参考に作成

3. 高尿酸血症・脂質異常症

　腎機能の低下に伴い高尿酸血症が生じる。一方で高尿酸血症は腎機能悪化のリスク因子でもある。CKD患者で高尿酸血症の場合、生活習慣の改善を指導するとともに、尿酸合成阻害薬などの薬物療法を検討する（**表3**）[1]。高コレステロール血症などの脂質代謝異常は、CKD患者の冠動脈疾患のリスク因子である。HMG-CoA還元酵素阻害薬（スタチン）などによる脂質降下療法を行うことで、心血管病の発症や再発の抑制をめざす（**表3**）[1]。

4. CKD-MBD

　腎機能の低下に伴いビタミンD$_3$の活性化が障害されたり、リンの尿中排泄が低下したりすることで低カルシウム血症、高リン血症となる。また、副甲状腺ホルモン（parathyroid hormone：PTH）が上昇し、骨代謝回転が高まる。さらに、骨病変のみならず血管石灰化などの異所性石灰化を生じ、生命予後にも悪影響を及ぼす。このような病態をCKD-mineral and bone disorder（CDK-MBD）と呼ぶ。血清カルシウム、リン、PTHなどをモニタリングし、高リン血症に対して食事療法やリン吸着薬の使用を行う（**表3**）[1]。透析導入後のCKD患者では、より積極的な管理が必要である。

表4　透析導入・移植の基準

腎機能が10%以下
または、薬でコントロールできない以下の症状・所見
・高度の尿毒症症状（吐気・食欲低下など）
・体液過剰（高度のむくみ・心不全）
・高カリウム血症・強い酸血症

日本腎臓学会, 日本透析医学会, 日本移植学会, 日本臨床腎移植学会, 日本腹膜透析医学会 編：腎不全 治療選択とその実際 2019年度版. 2019：7より引用

CKDの治療

1. 腎代替療法の選択

　CKDが進行し腎機能が高度に低下した場合には、血液透析、腹膜透析、腎移植のいずれかの腎代替療法が必要となる。おおよその基準としては、腎機能が10%以下になった場合は透析導入を考慮する（**表4**）[2]。実際にはeGFR 4 〜 6 mL/分/1.73m^{2}程度で透析導入となることが多いが、年齢、原疾患、合併症、全身状態などによっては、より早期に透析導入を行う。

　血液透析、腹膜透析、腎移植についてはそれぞれメリット・デメリットがある。CKDステージG4になった段階で、患者や家族と相談を始める。その際、Shared Decision Making（SDM：共有意思決定）と呼ばれる手法で治療法の選択を行うことが推奨される。医師から患者への一方向の説明ではなく、患者の生活環境や習慣、好み、思いを、医師をはじめとした医療スタッフと共有し、各治療法について十分理解してもらったうえで、各患者の最善の治療法を相談しながら選んでいく手法である。

2. 食事療法

　CKDにおいて食事はとても重要であり、栄養士による栄養指導を適宜行う。保存期の食事療法については、エネルギー、蛋白質、食塩、カリウムの管理が中心となる（**表5**）。

　蛋白質とカリウムについては、腎機能が低下するほど制限が厳しくなる。ただし、カリウムについてはG3aまでは制限はない。G3b以上でも、ステージごとに一律に制限するのではなく、血清カリウム値を指標にして**表3**で示した目標値になるように指導する。低カリウム血症も腎機能悪化や心電図異常につながることに留意する。

　エネルギーについては、腎機能にかかわらず健

表5 CKDステージによる食事療法基準（保存期CKD）

ステージ （GFR）	エネルギー （kcal/kgBW/日）	蛋白質 （g/kgBW/日）	食塩 （g/日）	カリウム （mg/日）
ステージ1 （GFR≧90）		過剰な摂取をしない		制限なし
ステージ2 （GFR60〜89）		過剰な摂取をしない		制限なし
ステージ3a （GFR45〜59）		0.8〜1.0		制限なし
ステージ3b （GFR30〜44）	25〜35	0.6〜0.8	3≦ ＜6	≦2,000
ステージ4 （GFR15〜29）		0.6〜0.8		≦1,500
ステージ5 （GFR<15）5D （透析療法中）		0.6〜0.8		≦1,500
		表6参照		

注）エネルギーや栄養素は、適正な量を設定するために、合併する疾患（糖尿病、肥満など）のガイドラインなどを参照して病態に応じて調整する。性別、年齢、身体活動度などにより異なる。
注）体重は基本的に標準体重（BMI＝22）を用いる。
日本腎臓学会 編：慢性腎臓病に対する食事療法基準 2014年版. 東京医学社，東京，2014：2より引用

表6 CKDステージによる食事療法基準（透析期CKD）

ステージ5D	エネルギー （kcal/ kgBW/日）	蛋白質 （g/kgBW/ 日）	食塩 （g/日）	水分	カリウム （mg/日）	リン （mg/日）
血液透析 （週3回）	30〜35[注1、2]	0.9〜1.2[注1]	＜6[注3]	できるだけ 少なく	≦2,000	≦蛋白質（g） ×15
腹膜透析	30〜35[注1、2、4]	0.9〜1.2[注1]	PD除水量（L） ×7.5＋尿量 （L）×5	PD除水量＋ 尿量	制限なし[注5]	≦蛋白質（g） ×15

注1）体重は基本的に標準体重（BMI＝22）を用いる。
注2）性別、年齢、合併症、身体活動度により異なる。
注3）尿量、身体活動度、体格、栄養状態、透析間体重増加を考慮して適宜調整する。
注4）腹膜吸収ブドウ糖からのエネルギー分を差し引く。
注5）高カリウム血症を認める場合には血液透析同様に制限する。
日本腎臓学会 編：慢性腎臓病に対する食事療法基準 2014年版. 東京医学社，東京，2014：2より引用

常人と同程度摂取することが推奨されるが、糖尿病や肥満などにおいては、状態に合わせてカロリー制限を行う。

携帯型蓄尿器などを使用することで、1日の塩分や蛋白摂取量を調べて確認することは指導に役立つ。高齢者では、過度の減塩や蛋白制限は食欲低下や筋肉量の低下などにつながることがあり、注意が必要である。透析期CKDについては水分管理も加わる。食塩、水分、カリウムについては、血液透析と腹膜透析で目標値が異なる（**表6**）。

3. 運動療法

　保存期CKD患者において、以前は腎機能の悪化や蛋白尿を増加させるなどの理由で運動は控えるように指導されることが多かった。しかし最近は、安定したCKD患者においては、患者の状態に合わせて適度な運動が推奨されるようになってきた。CKDでリスクの高い心血管疾患の予防や、特に高齢者CKDでしばしばみられるサルコペニアやフレイルの予防などの観点より、運動療法の効果が期待される。2018年には『腎臓リハビリテーションガイドライン』が発行され、特に透析患者における運動療法については、運動耐容能、歩行機能、身体的QOLの改善効果が示唆されることより、行うことが推奨されている。保存期CKD患者については、年齢や身体機能を考慮しながら、可能な範囲で運動を行うことが提案されている。

　なお、CKD患者ではすでに心血管病を有する場合もあり、運動負荷により狭心症や心筋梗塞を発症させるリスクもある。運動療法の適否については、国内の『心血管疾患におけるリハビリテーションに関するガイドライン（2012年改訂版）』で定められている運動療法と運動負荷試験の適応、禁忌、中止基準を用い、さらに患者ごとに医師、リハビリテーション専門職が判断して行う。

CKDの原因となる主な疾患

1. 糖尿病性腎症・糖尿病性腎臓病

　糖尿病性腎症はわが国の維持透析施行患者で最も多い原疾患であり、また現在の透析導入原因の第1位である。

　糖尿病では、高血糖の持続により全身の血管障害が生じる。腎臓では糸球体毛細血管を中心に障害される。高血糖状態が持続すると、糸球体過剰濾過が生じ（腎症前期、第1期）、尿中にアルブ

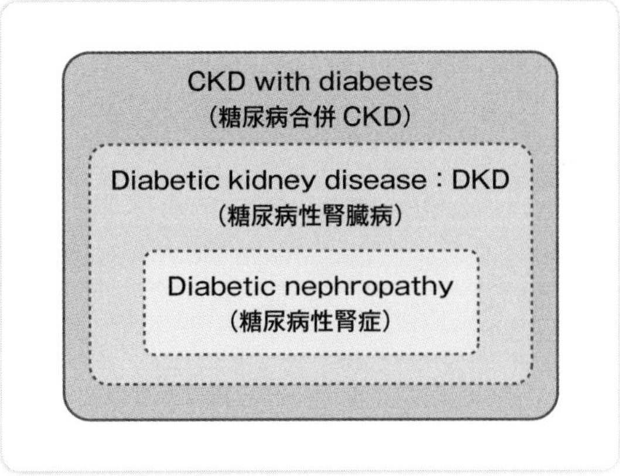

図3　糖尿病性腎臓病の概念図
日本腎臓学会 編：エビデンスに基づくCKD診療ガイドライン2018. 東京医学社, 東京, 2018・104より引用

ミン尿が増加して（早期腎症期、第2期）、尿試験紙でも明らかな蛋白尿がみられ（顕性腎症期、第3期）、腎機能が低下して（腎不全期、第4期）、末期腎不全に至る（透析療法期、第5期）という経過をたどる（**表7「旧分類」**）。

　しかし近年、持続性蛋白尿がみられないのに腎機能が低下している患者など、典型的な臨床経過をとらない糖尿病患者が増えている。糖尿病に加えて、加齢や高血圧を背景とした動脈硬化や脂質異常症などが加わり腎病変を形成しているものと考えられる。このような患者も含めて、糖尿病が腎障害に関与している状態を包括して、糖尿病性腎臓病（diabetic kidney disease：DKD）と呼ぶようになった（**図3**）[1]。2014年に糖尿病性腎症の病期分類の改訂がなされているが、DKDの概念に対応した病期分類といえる（**表7「改訂分類」**）[3]。

　糖尿病性腎臓病の治療においては、血糖と血圧のコントロールが重要である。特に早期腎症期までに、両者をしっかりコントロールすることがきわめて重要である。降圧薬として、糸球体過剰濾過を改善する作用のあるレニン・アンジオテンシン系阻害薬が第1選択薬として使用される。また、生活習慣、脂質管理なども含めた集約的治療が求められる（**表8**）。糖尿病においてはほとんど無症状のことも多く、しばしば患者が通院を中断し

表7 糖尿病性腎症の新旧病期分類

●旧分類

病期	尿蛋白値（アルブミン尿）	GFR（mL/分/1.73m²）
第1期（腎症前期）	正常	正常 ときに高値
第2期（早期腎症期）	微量アルブミン尿	正常 ときに高値
第3期A（顕性腎症前期）	持続性蛋白尿	ほぼ正常
第3期B（顕性腎症後期）	持続性蛋白尿	低下
第4期（腎不全期）	持続性蛋白尿	著明低下
第5期（透析療法期）	透析治療中	

●改訂分類

病期	尿中アルブミン値（mg/gCr）あるいは尿蛋白値（g/Cr）	GFR（mL/分/1.73m²）
第1期（腎症前期）	正常アルブミン尿（30未満）	30以上
第2期（早期腎症期）	微量アルブミン尿（30～299）	30以上
第3期（顕性腎症期）	顕性アルブミン尿（300以上）あるいは持続性蛋白尿（0.5以上）	30以上
第4期（腎不全期）	問わない	30未満
第5期（透析療法期）	透析治療中	

改訂分類は、糖尿病性腎症合同委員会 編：糖尿病性腎症病期分類2014の策定（糖尿病性腎症病期分類改訂）について．日本腎臓学会誌2014；56（5）：550より引用

たり、服薬コンプライアンスが不良であったりする。通院、服薬、また生活習慣改善の重要性についてしっかり説明する。

なお最近、SGLT2阻害薬と呼ばれる近位尿細管での尿糖再吸収抑制作用をもつ抗糖尿病薬が、糖尿病性腎臓病の進行阻止に有用であることがいくつかの臨床試験で示されており、注目されている。

2. 慢性糸球体腎炎・IgA腎症

慢性糸球体腎炎は、糸球体の慢性炎症により蛋白尿や血尿を伴い緩徐に腎機能が低下する疾患群である。慢性糸球体腎炎の原因疾患としてわが国ではIgA腎症が多く、腎生検施行者の3分の1ほ

表8 糖尿病性腎症の発症・進展抑制のための集約的治療

項目	目標値など
生活習慣	適切な体重管理（BMI22）、運動、禁煙、塩分制限食など
血糖	HbA1c7.0%未満
血圧	収縮期血圧130 mmHg未満 拡張期血圧80 mmHg未満
脂質	LDL-C120 mg/dL未満 HDL-C40 mg/dL以上 中性脂肪150 mg/dL未満（早朝空腹時）

日本腎臓学会 編：エビデンスに基づくCKD診療ガイドライン2018．東京医学社，東京，2018：110を参考に作成

どを占める。成人発症のIgA腎症では、20年間の経過で約40％が末期腎不全に至る予後不良な疾患とされてきたが、最近はその予後は改善されつつある。

IgA腎症の治療は、腎機能や蛋白尿の程度、腎生検の組織所見により治療方針が決定される。レニン・アンジオテンシン系阻害薬、副腎皮質ステロイド薬、ステロイドパルス療法を併用した口蓋扁桃摘出術などを病態に応じて投与、実施する。IgA腎症以外の慢性糸球体腎炎についても、病状に応じてステロイド薬や免疫抑制薬を使用する。ステロイド薬や免疫抑制薬の効果が期待できない場合や副作用のリスクが高いと判断される場合は、患者の病態に合わせてCKDとしての保存的治療を行う。

3. 腎硬化症

腎硬化症は、高血圧が長期間持続することで腎臓内の細小動脈に動脈硬化を生じ、虚血性障害により尿細管間質の線維化や糸球体硬化をきたす疾患である。初期には尿蛋白や尿潜血を伴わず、腎機能が緩徐に低下する。高齢者に多い疾患であり、わが国では高齢者の増加に伴い増えている。減塩や降圧薬により、血圧をコントロールして血管を保護することが重要であるが、過度の降圧により腎虚血が生じ急性腎障害をきたすリスクもあるため、特に高齢者では注意が必要である。降圧薬開始時は腎機能に注意しながら緩徐に降圧する。熱中症、発熱、下痢などで脱水が生じると、過度な降圧となることがある。

4. 多発性嚢胞腎

多発性嚢胞腎は遺伝性疾患であり、多くは常染色体優性多発性嚢胞腎（autosomal dominant polycystic kidney disease：ADPKD）である。ADPKDでは両側の腎臓に多数の嚢胞が出現し、徐々に増大し、60歳までに約半数の患者が末期腎不全に至る。肝臓にも嚢胞ができることが多く、なかには肝腫大のため腹部圧迫症状をきたすこともある。脳動脈瘤が健常者より約3倍多くみられ、くも膜下出血の原因となるので、MRアンギオグラフィでスクリーニング検査を行う。最近、利尿薬の一つであるバゾプレシンV$_2$受容体拮抗薬のトルバプタンにより腎嚢胞の増大を遅延させることが示され、一定の基準を満たす患者では使用されている。トルバプタン使用時は多尿になるため、十分に水分をとるように指導する。

引用・参考文献 ・・・・・・・・・・・・・・・・・

1. 日本腎臓学会 編：エビデンスに基づくCKD診療ガイドブック2018. 東京医学社, 東京, 2018.
2. 日本透析医学会 統計調査委員会：わが国の慢性透析療法の現況（2017年12月31日現在）. 日本透析医学会雑誌 2018；51（12）：699-766.
3. 糖尿病性腎症合同委員会 編：糖尿病性腎症病期分類2014の策定（糖尿病性腎症病期分類改訂）について. 日本腎臓学会誌 2014；56（5）：547-552.
4. 日本腎臓学会, 日本透析医学会, 日本移植学会, 日本臨床腎移植学会, 日本腹膜透析医学会 編：腎不全 治療選択とその実際 2019年版. 2019；7.
   https://cdn.jsn.or.jp/jsn_new/iryou/kaiin/free/primers/pdf/2019allpage.pdf（2020/5/18アクセス）
5. 腎臓病SDM推進協議会ホームページ.
   http://www.ckdsdm.jp/sdm/sdm.html（2020/5/18アクセス）
6. 日本腎臓リハビリテーション学会 編：腎臓リハビリテーションガイドライン. 南江堂, 東京, 2018.

第2章

CKD各ステージ別にみた看護

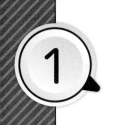

正常から軽度低下
緑（G1A1、G2A1）

岡 美智代

CKDステージの正常から軽度低下（緑：G1A1、G2A1）の時期の対象者は、腎臓病に関する症状は全くなく、腎臓の働きや腎臓病について知らない人も多い。そのため、これらについてわかりやすく説明するとともに、対象者の現在の生活習慣を確認し、良好な健康習慣は継続するよう伝える。腎機能が悪化しやすい要因を**表1**に示すが、これらの要因を有している人は、より注意が必要である。G1A1、G2A1の対象者は健康診断（健診）を継続して受ける必要があるが、腎臓病だけで医療機関を受診する必要性は低く、看護計画立案の対象者には該当しないことが多い。そのため、CKDステージの正常から軽度低下の人の看護問題として「＃1 知識不足」と、未病期の人にも使える「＃2 非効果的健康維持」が挙げられる。また、この時期は、特に健診や受診継続、禁煙・塩分制限・減量、血糖管理（糖尿病患者の場合）に関する健康管理が必要である。

なお、CKDステージ別のセルフマネジメントを**図1**に示す。受診、禁煙とBMI25未満のための生活習慣、食事管理、血圧管理、脂質管理、貧血管理、骨ミネラル対策、心理社会的マネジメントが特に必要である。

表1 腎機能が悪化しやすい要因

- 喫煙習慣
- 肥満
- メタボリックシンドローム
- 高血圧
- 糖尿病
- CKDの家族歴
- 65歳以上

看護問題#1 知識不足

1. 情報

O情報
客観的情報

年齢、理解力、聴覚・視力障害の有無、認知症の有無、健診や医療機関の受診状況と処方内容、メタボリックシンドロームの有無（腹囲、中性脂肪、HDL-C、血圧、血糖値）、特定健診・保健指導の要・不要、尿蛋白、Cr、eGFR、CKD重症度分類、CGA分類、LDL-C、BMI、糖尿病の場合の初診日が10年以上前かどうか、糖尿病網膜症の治療経験、指導に対する反応（特に、驚き、納得などの表情）、腎症の治療を受けていることの自覚の有無、自分の検査データに対する理解度。

S情報
主観的情報

腎臓の働き、腎臓病、検査データに関する知識、健診や医療機関の受診に関する知識（必要性と実施すべきこと）、禁煙、塩分制限、減量、血糖管理（糖尿病患者の場合）に関する知識（必要性と実施すべきこと）、

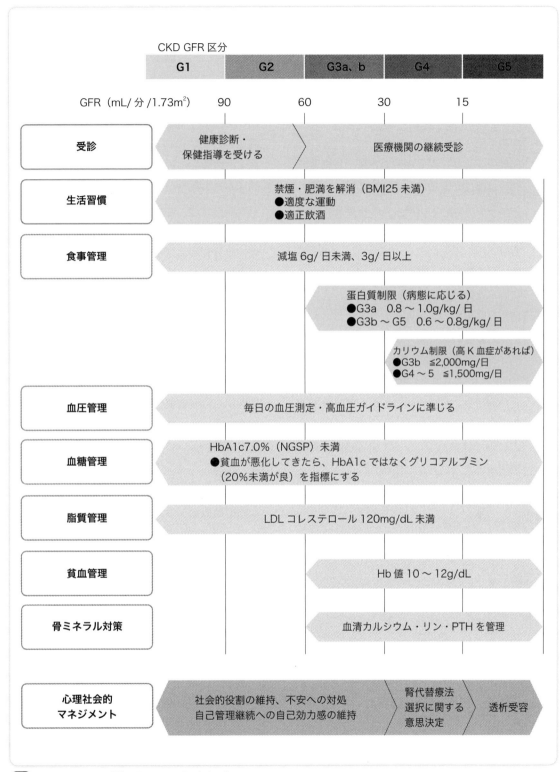

図1　CKDステージ別のセルフマネジメント

PTH：parathyroid hormone（副甲状腺ホルモン）

岡美智代, 高橋さつき, 麓真一：慢性腎臓病. 黒江ゆり子 編, 新体系看護学全書 経過別成人看護学 慢性期看護. メヂカルフレンド社, 東京, 2017：230より引用

腎臓病や悪化予防に関する情報入手手段、特定健診・保健指導に対する受け止め、指導に対する反応（特に質問の有無や内容）。

2. 看護問題

P 問題 知識不足。

E 原因・誘因 加齢や認知症による理解力不足、将来腎臓病の可能性があることを初めて聞く、健診や受診の未受診や中断、腎臓の働き、腎臓病、検査データ、禁煙、塩分制限、減量、血糖管理（糖尿病患者の場合）に関する情報不足、腎臓病や悪化予防に関する対象者に合った情報提供方法の欠如。

S 症状・徴候 将来、腎臓病の可能性があることについて述べられない、腎臓の働き、腎臓病、検査データ、禁煙、塩分制限、減量、血糖管理（糖尿病患者の場合）の必要性と実施すべき内容について述べられない、腎臓病や悪化予防に関する情報について視力障害などが原因で「読めない」という発言（「健診結果が見えない」などの発言）。

3. 期待される結果

● 腎臓病や悪化予防に関する情報の入手方法について述べる。
● 健診や受診継続、禁煙、塩分制限、減量、血糖管理（糖尿病患者の場合）を行う必要性を述べる。
● 健診や受診継続、禁煙、塩分制限、減量、血糖管理（糖尿病患者の場合）に関して実施すべきことを述べる。

4. 援助方法

OP 観察計画
● 健診結果を主とした観察項目：いままでの健診や受診の継続状況、受診している医療機関名、薬剤処方内容、メタボリックシンドロームの有無、尿蛋白（自治体や健康保険組合などの保険者によっては、健診でCrは測定せず、尿蛋白だけを測定する場合もある）、Cr、eGFR、CKD重症度分類、CGA分類、LDL-C、BMI、糖尿病の場合の初診日が10年以上前かどうか、糖尿病網膜症の治療経験の有無。

● 問診からの観察項目：年齢、理解力、聴覚・視力障害の有無、認知症の有無、腎臓の働き、腎臓病、検査データ、健診や医療機関の受診、禁煙、塩分制限、減量、血糖管理（糖尿病患者の場合）に関する知識（必要性と実施すべきこと）、腎臓病や悪化予防に関する情報入手手段、特定健診・保健指導に対する受け止め、指導に対する反応（特に質問の有無や内容）、腎症の治療を受けていることの自覚の有無、自分の検査データに対する理解度。

● 面接からの観察項目：表情、口調、身だしなみ、資料を読んだり説明を聞いたりする際の困難さと阻害要因。

TP ケア計画
● 理解力、聴覚・視力障害を悪化させる要因（低血糖や高血糖、生活リズムなど）について話し合い、対処方法を共に相談する。
● 提供する情報内容は覚えやすいように工夫する（**表2**）。
● 対象者が有する腎臓の役割や腎臓病、ならびに

表2 知識提供内容の工夫例

「eGFRは30未満になると、要注意！」ということを覚えてもらうための工夫
【説明例】
「腎臓の働きを車に例えると、30km/時しかスピードを出せない状態になっています。ゆっくりですよね。街中で30km/時しか出せないところは、道路が狭く、建物が密集したビル街や住宅街などですね。これは、ビルや家屋を血管内の老廃物（ゴミ）と同じに考えてくださいね」
「腎臓が、30%しか働いていないということです」

検査データに関する知識を傾聴し、知識を有していることを称賛する。

- 健診や受診継続、禁煙、塩分制限、減量、血糖管理（糖尿病患者の場合）について、さらに知りたいことや疑問について確認する。
- 糖尿病の場合の初診日が10年以上前の人や糖尿病網膜症の治療中の人の場合は糖尿病性腎臓病になりやすいため、特に血糖管理ができるよ

う、共に計画を立てる（**図2**）。

EP 教育計画

- 理解力、聴覚・視力を補助する工夫を行う（腎臓の立体モデルやフードモデルを使用する、触覚も使う、大きな文字の教材を使う、など）。
- 健診や受診の時期や必要性について説明を行う（**図3**）。
- 健診や受診継続、禁煙、塩分制限、減量、血糖管理（糖尿病患者の場合）の必要性と実施すべきことについて、わかりやすく繰り返し説明する（できれば口頭での知識提供だけでなく、例えば禁煙が必要な場合に、院内に禁煙外来があれば一緒に行くなど、機会提供も行う）。

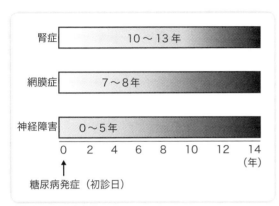

図2 糖尿病発症（初診日）からみた3大合併症の一般的な発症時期

看護問題#2 **非効果的健康維持**

1. 情報

O情報 客観的情報 健康維持のための健診の受診状況と結果、医療機関の受診状況と処方内容、メタボリ

【健診判定と対応の分類】

健診判定 （eGFRの単位：mL/分/1.73m^2）		尿蛋白（－）	尿蛋白（±）	尿蛋白（＋）以上
異常 ↕ 正常	eGFR＜50	①すぐに医療機関の受診を		
	50≦eGFR＜60	③生活習慣の改善を	②医療機関を受診して尿の再検査を	
	60≦GFR	④今後も継続して健診受診を		

- 「CKD」（慢性腎臓病）とは？
  尿蛋白陽性または腎機能低下（糸球体濾過量＜60mL/分/1.73m^{2}未満）が3か月以上続く場合等を指します

- 腎臓の働き（糸球体濾過量、GFR）はどのように評価するのでしょうか？
  血清クレアチニンと年齢及び性別から推算糸球体濾過量（eGFR）を計算します。正常はおよそ100mL/分/1.73m^{2}です

図3 尿蛋白およびクレアチニンに関するフィードバック文例集（血清クレアチニンを測定している場合）
厚生労働省：標準的な健診・保健指導プログラム 第2編健診 別添資料．尿蛋白及び血清クレアチニンに関するフィードバック文例集より引用
https://www.mhlw.go.jp/seisakunitsuite/bunya/kenkou_iryou/kenkou/seikatsu/dl/hoken-program2_07.pdf

ックシンドロームの有無（腹囲、中性脂肪、HDL-C、血圧、血糖値）、特定健診・保健指導の要・不要、尿蛋白、Cr、eGFR、CKD重症度分類、CGA分類、LDL-C、BMI、糖尿病の場合の初診日が10年以上前かどうか、糖尿病網膜症の治療経験、指導に対する反応（特に、困惑、拒否の表情、意欲的なまなざしなど）。

S情報
主観的情報
就労状況と内容、喫煙の有無・本数・禁煙経験、健康維持のための食習慣（健康維持のために控えている食品・料理など）、健康維持のための生活活動（通勤手段、座位生活の時間、日常生活のなかでの活動内容と時間）、健康維持のための運動習慣（ジョギング、ゴルフなど）、受診中断の有無、腎臓病に関する知識、健康管理に関するサポート体制（家族、職場など）の有無と内容、病気予防に対する考え方や日ごろ健康のために気をつけていること。

2. 看護問題

P 問題
非効果的健康維持。

E 原因・誘因
健診や受診継続の阻害要因の存在、禁煙、塩分制限、減量、血糖管理（糖尿病患者の場合）を中心とした健康的な生活習慣への阻害要因の存在、健康管理に関するサポート体制（家族、職場など）の欠如。

S 症状・徴候
腎機能が悪化していると指摘されたことが受け入れられない、健診や受診継続の困難感、禁煙・塩分制限を中心とした生活習慣の改善や変更への困難感。

3. 期待される結果

● 健康維持のための健診や受診継続、禁煙、塩分制限、減量、血糖管理（糖尿病患者の場合）を維持するための要因が列挙できる。

● 健康維持のための健診や受診継続、禁煙、塩分制限、減量、血糖管理（糖尿病患者の場合）を維持するための継続実践ができる。

4. 援助方法

OP 観察計画

● 健診結果を主とした観察項目：今までの健診や受診の継続状況、受診している医療機関名、薬剤処方内容、メタボリックシンドロームの有無、尿蛋白（自治体や健康保険組合などの保険者によっては、健診でCrは測定せず、尿蛋白だけを測定する場合もある）、Cr、eGFR、CGA分類、LDL-C、BMI、糖尿病の場合の初診日が10年以上前かどうか、糖尿病網膜症の治療経験の有無。

● 問診からの観察項目：喫煙の有無・本数・禁煙経験、健康維持のために行っている食習慣、生活活動、運動習慣、健康管理に関するサポート体制の有無と内容、日ごろ健康のために実施していること、健診や受診継続、禁煙、塩分制限、減量、血糖管理（糖尿病患者の場合）を維持または阻害する要因。

● 面接からの観察項目：表情、口調、身だしなみ、インスリン使用者の場合は硬結の有無。

TP ケア計画

● 健康維持のために行っている生活習慣について傾聴し称賛する。

● 腎機能が悪化していると指摘されたことへの困惑があれば傾聴する。

● 健診や受診継続、禁煙、塩分制限、減量、血糖管理（糖尿病患者の場合）ができている場合は継続するための要因について対象者と話し合う、できていない場合は困難要因について話し合う。ただし、単に話し合うだけでなく、できるだけ対象者のからだに触れて確認しながら相談する。例えば、健診や受診継続の困難要因が膝関節痛などであれば、痛みのある部位に触れたりさす

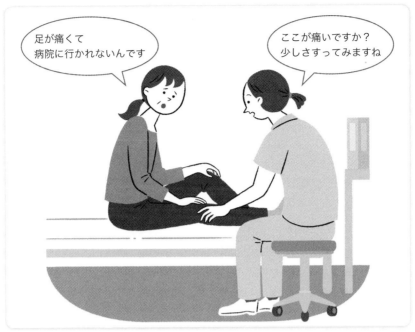

図4 対象者と話す際は、できるだけ体に触れて確認しながら相談する

ったりする（**図4**）。

● 特定健診・保健指導が必要な場合は、対象者が継続できる健康維持のための行動について、次回指導日までの具体的な目標や行動計画を一緒に立案し共有する。

● 必要に応じて、勤務先に健康維持のための勤務態勢などの相談を対象者とともに行う。

● 糖尿病の場合の初診日が10年以上前の人や糖尿病網膜症の治療中の人の場合は糖尿病性腎臓病になりやすいため、特に血糖管理ができるよう共に計画を立てる。

EP 教育計画

● 健診結果から、医療機関の受診勧奨をされたが受診していない場合、電話でのフォローを行う。

糖尿病性腎臓病の人は、時に家庭訪問による指導も行う。

● 健診や受診継続の必要性に関する説明、禁煙、塩分制限、減量、血糖管理（糖尿病患者の場合）について実施できるよう計画する。

引用文献 ⋯⋯⋯⋯⋯⋯

1. 岡美智代，高橋さつき，麓真一：慢性腎臓病（保存期）．黒江ゆり子 編，新体系看護学全書 経過別成人看護学3 慢性期看護．メヂカルフレンド社，東京，2017：230.
2. 厚生労働省：標準的な健診・保健指導プログラム 第2編健診 別添資料．尿蛋白及び血清クレアチニンに関するフィードバック文例集．
https://www.mhlw.go.jp/seisakunitsuite/bunya/kenkou_iryou/kenkou/seikatsu/dl/hoken-program2_07.pdf（2020/5/18アクセス）

2 軽度から中等度低下
黄（G1A2、G2A2、G3aA1）

清水美和子

CKDステージの黄色（G1A2、G2A2：糖尿病を有する人）の場合、糖尿病性腎臓病の病期分類（第1章④表7〈p.15〉参照）においては第2期（早期腎症期）である。糖尿病や高血圧などがない場合、CKDの重症度は中等度となる（G3aA1）。この時期は、人によっては数十年続くこともあるうえ、自覚症状に乏しいため検査結果を軽視しがちであり、気づくと重症化している患者も少なくない。

したがって、腎機能悪化を予防するためにも身体に生じている変化を理解し、生活習慣の改善に関心がもてるように受診継続への動機づけ支援が重要となる。また、患者は不確かな病状の進行に伴い、不安を抱いていることも否めない。よって、「#1 非効果的健康管理」「#2 非効果的コーピング」「#3 不安」の3つの看護問題を取り上げる。

看護問題#1 非効果的健康管理

1. 情報

O情報（客観的情報）CKD重症度分類、CGA分類（第1章②図5〈p.6〉参照）、尿蛋白の有無・程度、自覚症状の有無、身長、体重、BMI、eGFR、Cr、BUN、LDL-C、Hb、HbA1c、血圧測定および手帳の記載状況、疲労感、表情、社会的背景（家族・職業）。

S情報（主観的情報）服薬管理の状況、食生活習慣（内容・量・時間・調理）、運動習慣、喫煙、飲酒、健診結果の理解度、腎機能に対する関心・理解度、かかりつけ医の受診頻度、仕事に対する受け止め方、家族・職場の協力度。

2. 看護問題

P（問題）非効果的健康管理。

E（原因・誘因）薬物療法・食事療法・生活改善の複雑な治療計画、検査結果および治療計画に関する知識不足、自覚症状の欠如。

S（症状・徴候）指示された薬物療法・食事療法・生活習慣（禁煙・運動・飲酒）改善に対する困難感、食生活の不摂生、喫煙。

3. 期待される結果

● 生活習慣を改善する必要性について述べることができる。
● かかりつけ医の定期受診を1〜3か月に1回の頻度で継続することができる。
● 腎機能を悪化させる生活習慣を自覚し、改善することができる。

4. 援助方法

OP 観察計画

● バイタルサイン、尿検査（蛋白尿、血尿）、CKD重症度分類、CGA分類、血液検査（eGFR、

Cr、BUN、尿酸、LDL-C、Hb、HbA1c)。

- かかりつけ医の受診状況、服薬管理の状況、家庭血圧計・体重計保有、実施状況。
- 生活改善に関する言動・表情・思い、検査データの理解度、食生活状況、職場協力度、日常生活(食事内容、運動、労働時間、禁煙)に対する認識、実施状況、家族の疾患や治療に対する理解度と受け止め方。

[TP ケア計画]

- 落ち着いた環境を整え静かな場所を確保し、今後の治療や生活改善に対する心配事、不安について話し合う。
- 患者が生活改善の必要性に関心をもち、今後の生活を具体的に考えられるよう支援する。
- 健診結果の理解と腎機能との関連性について確認しながら、理解度に合わせた、患者に伝わる言葉を用いて説明を行う。
- 患者とともに生活を振り返り、改善点について

一緒に考え、対応方法を身につけることができるように支援する。

- 自主的に取り組みやすい健康管理の目標や具体的方法について患者・家族とともに決定し優先順位をつける。
- 指示された治療方法や日常生活を営むうえでの制限について、自己管理が継続できるように個別性をふまえた具体的計画について一緒に考え支援する(血圧測定、体重測定、服薬療法、食事療法)。
- かかりつけ医の定期受診が中断しないように次回受診日を一緒に確認する。
- 血尿を伴う場合、腎臓専門医の紹介となることを伝え、不明な点があれば補足説明する (**図1**)。
- 望ましい行動ができたときは褒め、習慣化できるように促す。

[EP 教育計画]

- CKD病態の理解を促し、腎機能の特徴につい

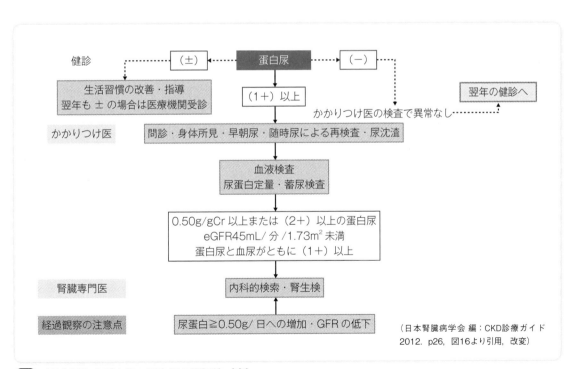

（日本腎臓病学会 編：CKD診療ガイド 2012. p26, 図16より引用, 改変）

図1 蛋白尿および血尿＋蛋白尿の評価法（案）
日本腎臓学会腎臓病対策委員会 腎健診対策小委員会：腎健診受診者に対する保健指導, 医療機関紹介基準に関する提言. 日本腎臓学会誌 2017；59：39より引用

て絵や図、模型を用いて説明する。

- 禁煙教室、禁煙外来の情報を提供し禁煙を勧める（禁煙教材を渡す、院内に禁煙外来があれば同行する）。
- 血圧測定の実施状況を確認し、正しい測定方法を随時説明する（**図2**）。
- 家庭血圧を記録するセルフモニタリング表を渡し、家族と共有するよう促し自己管理が継続できるように支援する（**図3**）。
- 高血圧を伴う75歳以上の高齢CKD患者の場合については、「正常から高度低下：血圧管理が必要な人」の項（p.62）を参照のこと。
- 血糖値を記録できる自己管理表を渡し、家族と共有するよう支援する。
- 糖尿病性腎臓病患者の場合、HbA1c 7.0％未満の血糖管理を支援する。
- 服薬管理は、服薬状況を把握して飲み忘れのないように服薬方法を工夫する。
- 食事管理は、管理栄養士と連携し患者・家族に栄養相談の受講を勧める。
- CKDステージG3aA1の場合、蛋白質制限（0.8～1.0g/kg/日）とする。
- 高齢者の場合、過度な蛋白質摂取制限はQOLや生命予後悪化につながる可能性があるため、その実施においては腎臓専門医と管理栄養士を含む医療チームの管理のもとで行われることが

望ましいことを説明する。

- 高血圧患者は、塩分を3～6g/日未満に制限し、CKDステージG3aA1の場合は、高血圧に関係なく3～6g/日未満に制限するよう説明する。
- 脂質管理は、LDL-C120mg/dL未満を目標にするため、脂質の多い食品を提示する（**表1**）。

表1 コレステロールを多く含む食品

食品名	成分量100gあたりmg
鶏卵卵黄	2300
全卵	1500
数の子	1000
するめ	980
ホタルイカ燻製	930
カタクチイワシ	720
フォアグラ	650
スモークレバー	480
鶏レバー	370
発酵バター	230
カスタードクリーム	210
チーズケーキ	170
シュークリーム	130

文部科学省：食品成分データベース 食品成分ランキング コレステロール含有量を参考に作成

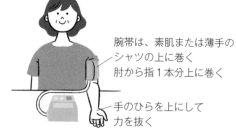

1. 椅子に座って、1～2分間安静にする
2. 腕帯を巻く高さは、心臓の高さと同じにする。
   必要時、タオルなどを上腕の下に敷き、高さを調節する
3. 血圧計の説明書に従って腕帯を巻く。その際、
   - 腕帯の内側にあるセンサーが腕の内側にくる
   - 腕帯は肘から指1本分、上に巻く
4. 血圧計のスイッチを入れて、測定する
5. 測定は原則2回行い、その平均をそのときの血圧の値とする
6. すべての測定値と測定時間を記録して、受診時に持参する

　　　　注意！　血圧が下がっても、自己判断で薬をやめない

腕帯は、素肌または薄手のシャツの上に巻く
肘から指1本分上に巻く

手のひらを上にして力を抜く

図2 家庭血圧測定方法
日本高血圧学会学術委員会家庭血圧部会：家庭血圧測定の指針 第2版. ライフサイエンス出版，東京，2011を参考に作成

CKD各ステージ別にみた看護

●わたしのからだの記録

次の受診日

月　日（　）　時から

日付			時刻	血圧 (mmHg)	脈拍 (回/分)	体重 (kg)	気になるメモ
今日も1日、健康をめざして！ セルフチェックしましょう	月　日（　）	朝	：	／			
		夜	：	／			
	月　日（　）	朝	：	／			
		夜	：	／			
	月　日（　）	朝	：	／			
		夜	：	／			
	月　日（　）	朝	：	／			
		夜	：	／			
	月　日（　）	朝	：	／			
		夜	：	／			
	月　日（　）	朝	：	／			
		夜	：	／			
	月　日（　）	朝	：	／			
		夜	：	／			

管理	月　日　受診時の検査データ			CKDステージG（　）A（　）目標値		
生活習慣病	血圧	mmHg	／	糖尿病あり：130/80mmHg未満 糖尿病なし；蛋白尿あり；130/80mmHg未満 蛋白尿なし；140/90mmHg未満		
	HbA1c	%		7.0%未満		
	LDL-C	mg/dL		120mg/dL未満		
	体重	kg	kg	標準体重（kg）＝身長（m）の2乗×22		
	BMI	kg/m²		25kg/m²未満		
C K D	eGFR	mL/分/1.73m²	G1A1：≧90	G2A2：60〜89	G3aA1：45〜59	
	尿蛋白	g/日	A1：0.15未満　A2：0.15〜0.49			

図3　家庭血圧記録用のセルフモニタリング表の例

目標値は，日本腎臓病学会 編：エビデンスに基づくCKD診療ガイドライン2018．東京医学社，2018より引用

表2　肥満・メタボリックシンドロームを伴うCKD患者における運動療法の留意点

- 運動療法を開始する前に、メディカルチェックを行う
- 脳血管疾患の既往を有する患者およびその高リスク群患者は、心疾患のスクリーニングを考慮する
- 血圧管理不良（≧180/100 mmHg）の患者は、服薬で血圧を管理したあとに運動療法を開始する
- 運動部位の筋骨格系に急性炎症を認める患者は、改善してから運動を開始する

日本腎臓学会 編：エビデンスに基づくCKD診療ガイドライン2018. 東京医学社，2018：53-54を参考に作成

表3　主なメディカルチェックの項目

問診	● 自覚症状の有無（胸の痛みがあるなど） ● 家族歴（心臓の病気などの既往） ● 現在の運動習慣、生活活動（通勤での歩行時間など） ● 治療中のその他の疾患や、使用している薬
診察	● 身体計測（身長、体重、腹囲）、肥満度 ● 血圧測定 ● 脈拍数 ● 内科診察
血液検査	● HbA1c ● 空腹時血糖
尿検査	● ケトン体 ● 蛋白
心電図	● 安静時心電図

日本医療・健康情報研究所 糖尿病ネットワーク：糖尿病患者さんの運動指導の実際 運動をやっていい人，いけない人／メディカルチェック より引用

- メタボリックシンドロームを合併している患者は、食事・運動療法や生活習慣の改善を行い、減量するように支援する。
- 運動療法を開始するときにはメディカルチェックを行うよう勧め、医師の指示のもと実施するよう説明する（**表2、3**）。
- 安全性を考慮し、初期の運動強度は低度（3 METs以下）〜中等度（3〜6 METs）に設定し、十分慣れたら徐々に中等度以上の運動を考慮するよう促す（**表4**）。
- 運動が継続でき、習慣化できる運動の種類を自主的に選択できるよう支援する。

看護問題#2　非効果的コーピング

1. 情報

O情報（客観的情報）自覚症状、BMIからみた肥満度、疲労感、倦怠感、表情、社会的背景（家族・職業）、薬物療法・食事療法の指示内容、感情の起伏、睡眠パターン。

表4　Metabolic equivalents（METs）

METs	生活活動	運動
1.0	安静座位	
2.0〜2.9	ゆっくりした歩行（≦53m/分）、料理の準備、子どもと遊ぶ	ストレッチ、ヨガ、全身を使ったテレビゲーム、座ってラジオ体操
3.0〜3.9	普通歩行（67m/分）、階段を下りる、楽に自転車に乗る（8.9km/時）	ボーリング、ゴルフ（手引きカートを使って）、太極拳
4.0〜4.9	やや速歩（3m/分）、階段を上る、自転車に乗る（6km/時未満、通勤）	ラジオ体操、水泳（ゆっくり背泳）、ゴルフ（クラブを担いで運ぶ）
5.0〜5.9	かなり速歩（107km/分）	野球、水泳（ゆっくり平泳ぎ）、スキー、バドミントン
6.0〜6.9	スコップで雪かきをする	ゆっくりジョギング、水泳（のんびり泳ぐ）、バスケットボール、山を登る（≦4.1kgの荷物を持って）
7.0〜7.9	農作業（干し草をまとめる、納屋の掃除）	ジョギング、サッカー、スキー、スケート、エアロビクス、山を登る（約4.5〜9.0kgの荷物を持って）

METs：metabolic equivalents（安静時を1としたときと比較して、何倍のエネルギーを消費するか活動の強度を示した単位）。
厚生労働省：健康づくりのための身体活動基準2013を参考に作成

S情報
主観的情報
服薬管理の状況、食生活習慣（内容・量・時間・調理）、運動習慣、喫煙、飲酒、かかりつけ医の受診頻度、仕事の受け止め方、家族・職場の協力度、悩み、困難事、経済状況。

2. 看護問題

P 問題
非効果的コーピング。

E 原因・誘因
自覚症状がないのに受診勧奨・継続を促されることへのストレス、生活リズムの乱れから生じるストレス、薬物療法・食事療法・生活改善の複雑な治療計画、検査結果および治療計画に関する知識不足、改善意欲の欠如、家族との関係性。

S 症状・徴候
指示された薬物療法・食事療法・生活習慣の改善（禁煙・運動・節酒）に対する困難感、複雑な治療計画に対処できない、健診結果に対する不安、戸惑い、喫煙、過酷な勤務、睡眠不足、ストレスの増大。

3. 期待される結果

● ストレスを引き起こしている原因を言葉で表現できる。
● ストレスへの対処行動がとれる。
● 自身の強みを生かし、現実と折り合いをつけながら日常生活を過ごすことができる。

4. 援助方法

OP 観察計画

● ストレスの原因、認識、治療計画や日常生活の制限に対する受け止め方、検査結果の認識、受診時の表情と言動、思い、職場の協力度、生活習慣の改善に対する認識・実施状況、血圧・体重測定の実施状況、性格、家族やキーパーソンとのコミュニケーション、仕事、家庭での役割、

いままでのストレスに対する対処方法、将来への希望、今後の生活への予測、趣味。

TP ケア計画

● 支持的態度で接して傾聴し、ストレッサーとして感じている出来事を明らかにする。
● その出来事をどのように認識（害／喪失、脅威、挑戦、利益）・感じているか、いままでの対処方法が活用可能か話し合う。
● その出来事に対して何ができるのか、どんな対処方法があるのかなど解決策を共有し活用する場を提供する。
● 実行できる対処方法を患者に選んでもらい、実践してもらう。
● リラックスできる活動（趣味、音楽、温泉など）やリラクセーション（マッサージやヨガなど）に時間をかけることを勧める。

EP 教育計画

● 非効果的健康管理に関する教育的支援が必要な場合は、レディネスに応じて説明を行う。
● 毎日のストレス（食事の準備、投薬スケジュール、セルフケア、仕事など）に対応する。
● 具体的策を家族とともに考え、ストレスを軽減するための可能な選択肢を検討する。

看護問題#3 **不安**

1. 情報

O情報
客観的情報
血圧、尿検査（蛋白尿、血尿）、血糖値、eGFR、Cr、BUN、尿酸、LDL-C、Hb、HbA1c、かかりつけ医の受診状況、健診結果への思い、疲労感、倦怠感、表情、家族関係、薬物療法、食事療法の指示内容、睡眠状況、自律神経症状（食欲、便秘、下痢）。

S情報
主観的情報
服薬管理の状況、食生活習慣（内容・量・時間・調理）、運動習慣、嗜好品、喫煙、飲酒、かかりつけ医の受診頻度、仕事への

受け止め方、家族・職場の協力度、悩み、困難事、経済状況。

2. 看護問題

P（問題）　不安。

E（原因・誘因）　薬物療法・食事療法・生活改善の複雑な治療計画、検査結果の見方が理解困難、治療計画に関する知識不足、改善意欲の欠如、健康状態の変化・脅威、不確かな病状経過、家族関係。

S（症状・徴候）　指示された薬物療法・食事療法・生活習慣（禁煙・運動・節酒）改善に対する困難感、複雑な治療計画に対処できない、不安、戸惑い、喫煙、飲酒、睡眠不足、ストレスの増大。

3. 期待される結果

- 不安な気持ちを表出し、言語化することができる。
- 不安や心配を増悪させる原因を認識することができる。
- 健診結果や今後の治療計画に対する不安が軽減する。

4. 援助方法

OP（観察計画）

- 尿検査（蛋白尿、血尿）、血糖値、自己血圧測定の実施状況、体重変化、患者の訴え、表情、睡眠状態、疲労度、服薬状況、自覚症状の有無、自律神経症状（食欲、便秘、下痢）、ストレスの反応、自己への期待、家族関係、職場の協力。

TP（ケア計画）

- プライバシーに配慮しながら、不安の原因について尋ねる。
- 患者・家族の訴えに関心をよせ、思いを受け止める姿勢で接する。
- 患者が抱いている解決可能な不安に対して、チーム間で連携し迅速に対応する。
- 自己効力感が低下しないよう、患者の取り組みについて肯定的な反応を示す。
- 不安を増強させないよう、一貫性をもってかかわる。
- 疾患や治療内容について、患者の理解度を確認しながら必要に応じて補足説明する。
- レジリエンスを促進するため、家族と生活改善について話し合うことを奨励する。
- CKDステージの同じ患者・家族との交流を図れるような勉強会などの機会を設ける。

EP（教育計画）

- 慢性腎臓病や検査への疑問点に対し、理解を促しながら個別性を加味して説明する。
- 過労や不規則な生活は腎臓に負担をかけるため、過労への回避行動がとれるように支援する。
- 不安な感情をいつでも看護師に話してもよいことを説明する。

引用・参考文献 ⋯⋯⋯⋯⋯⋯⋯⋯⋯⋯⋯⋯⋯

1. 高橋さつき：血圧測定のすすめ．2．正しい血圧の測り方は？．廣村桂樹，池内秀和，齊賀桐子，他監．腎臓ケアeラーニング講座ver6.
http://plaza.umin.ac.jp/~jin/05blood_pressure02_02.html
（2020/5/18アクセス）
2. 日本腎臓学会 編：エビデンスに基づくCKD診療ガイドライン2018．東京医学社，東京，2018.
3. 日本医療・健康情報研究所 糖尿病ネットワーク：糖尿病患者さんの運動指導の実際 運動をやっていい人、いけない人／メディカルチェック（後半）．
https://dm-net.co.jp/fitness/staff/002/22.php
（2020/5/18アクセス）

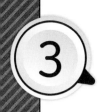

3 中等度から高度低下
オレンジ（G1A3、G2A3、G3aA2、G3bA1）

高橋さつき

　CKDステージのオレンジ（G1A3、G2A3、G3aA2、G3bA1）は依然として自覚症状が乏しいが、末期腎不全（end-stage kidney disease：ESKD）への移行や心血管疾患（cardiovascular disease：CVD）の発症リスクは高まる。腎機能の低下によって、食事制限は減塩に加えて適量の蛋白質摂取、必要に応じてカリウム制限やリン制限などが加わる。可能な限り腎機能の低下スピードを遅くすることをめざし、血圧のコントロール、食事療法、生活習慣の見直しの重要性は増す。支援のポイントは、これらをいかに継続できるかにある。また、これらの大部分は家庭で行われるため、家族が困難を抱えることも少なくない。よって、本稿では看護問題として、「#1 非効果的健康管理」「#2 非効果的コーピング」「#3 介護者役割緊張」を取り上げた。

看護問題#1　非効果的健康管理

1. 情報

O情報
客観的情報
処方内容、食事療法の指示内容、指示された運動量、血圧、血圧手帳の記載状況、HbA1c、糖尿病連携手帳の記載状況、CKD重症度分類、CGA分類（第1章②図5〈p.6〉参照）、eGFR、LDL-C、Hb、P、Ca、PTH、K、UA、BMI、表情。

S情報
主観的情報
服薬状況、食事療法の遵守状況（献立、量、食事時間など）、喫煙の有無・量・禁煙状況、運動量、飲酒の有無・量、疾病や制限の受け止め・理解度・疑問点、日ごろから気をつけていること・困っていること、家庭・職場などの協力度・困難事。

2. 看護問題（表1）

P
問題
非効果的健康管理。

E
原因・誘因
減塩のほか、腎機能の低下によって増えていく食事制限（適量の蛋白質、カリウム制限、リン制限）、複数の生活習慣の改善が必要、これらに対する知識不足、自覚症状がないための病識不足、家族・職場の協力不足。

S
症状・徴候
指示された食事療法・生活習慣（喫煙、運動、飲酒）の改善、服薬、自宅での血圧や血糖測定が継続できていない、継続への困難感。

3. 期待される結果

- 食事療法・生活習慣改善、服薬、血圧・血糖測定を継続するうえでの障壁を列挙する。
- 食事療法・生活習慣改善、服薬、血圧・血糖測定の必要性と方法を述べる。
- 食事療法・生活習慣改善、服薬、血圧・血糖測

表1 かかりつけ医におけるCKD患者の管理目標

	CKD分類 GFR	90	60	45	30	15		備考
	ハイリスク群 (G1A1)	G1A2	G2A2	G3aA1	G3bA1	G4A1	G5A1	備考
				G3aA2	G3bA2	G4A2	G5A2	
管理目標	ハイリスク群 (G2A1)	G1A3	G2A3	G3aA3	G3bA3	G4A3	G5A3	

生活習慣管理	体重	BMI25未満			たんぱく質制限時のエネルギー必要量は健常人と同程度（25〜35kcal/kg体重/日）
	たばこ	禁煙			
	食事	高血圧があれば 塩分3g/日以上6g/日未満	塩分3g/日以上6g/日未満		
			たんぱく質制限食 0.8〜1.0g/kg体重/日	たんぱく質制限食 0.6〜0.8g/kg標準体重/日	

生活習慣病管理	血圧	糖尿病合併の場合：130/80mmHg未満（RA系阻害薬を推奨） 糖尿病非合併の場合：A1では140/90mmHg未満、A2、3では130/80mmHg未満 （A1ではRA系阻害薬、Ca拮抗薬あるいは利尿薬、A2、3ではRA系阻害薬を推奨）	G3b以降のRA系阻害薬の使用は腎臓専門医に相談
	血糖値	HbA1c7.0%未満 ／ ビグアナイド薬は禁忌 ／ ビグアナイド薬、チアゾリジン薬、SU薬は禁忌	G3a以降では低血糖の危険性を考慮
	脂質	LDL-C120mg/dL未満 または nonHDL-C150mg/dL未満 ／ フィブラート系はクリノフィブラート以外は禁忌	薬物による横紋筋融解症への注意

CKD進展管理	貧血	腎性貧血以外の原因検索 ／ 腎性貧血はHb10〜12g/dL	ESA製剤使用は腎臓専門医に相談 鉄欠乏対策
	骨・ミネラル	P、Ca、PTH：基準値内	低アルブミン血症では補正Caで補正
		リン制限食 ／ 高P血症ではリン吸着剤	PTHが基準値を超える際は活性型ビタミンD
	カリウム	血清カリウム4.0〜5.4mEq/Lの範囲で管理	高K血症の原因検索 低K血症に注意
	尿酸	尿酸値が7.0mg/dLを超えたら生活指導、8.0mg/dL以上から薬物治療開始を推奨	
	尿毒素	球形吸着炭の服用	球形吸着炭は他の薬物と同時に使用しない
	薬剤	腎排泄性薬剤の投与量・間隔の調整	

ステージごとの適切な治療 CKDの診療方針	●CKDの原因精査　●CVDを含む合併症の検査と治療
	●腎代替療法（透析、移植）の情報提供と準備
	●かかりつけ医が専門医と協力して治療
	●専門医による治療

日本腎臓学会 編：生活習慣病からの新規透析導入患者の減少に向けた提言. 東京医学社, 東京, 2016：13. より引用

定が継続実践できる。

4. 援助方法 (表2〜5)

OP 観察計画

- いままでの取り組み・困難だったこと・疑問

点・成功体験、生活パターン、家族・職場などの協力度、表情、思い、患者の強み。
- 食事療法・生活習慣改善、服薬、血圧・血糖測定の必要性・方法の理解度、継続実践状況。
- CKD重症度分類、CGA分類、eGFR、HbA1c、LDL-C、Hb、P、Ca、PTH、K、UA、BMI。

表2 薬を"正しく"飲むコツ

よく聞かれる意見	解決のヒント
つい、うっかり飲み忘れてしまう	● 薬を飲む時間に合わせ、携帯電話などのアラームを鳴らす ● 食事のときに、薬も一緒に置いておく（例：食卓の上に置く、弁当箱と一緒にしておく） ● 家族に頼んで、一声かけてもらう ● 職場やカバンなどに予備の薬を用意しておく ● 目立つところに「薬を飲む」というような張り紙をする ● 薬を飲んだら、カレンダーやチェックシートにチェックする
薬を飲む時間と、自分の仕事や生活リズムが合わない	● 薬を飲む時間を、仕事や生活のリズムのなかにうまく取り入れるために ・職場やカバンなどに予備の薬を用意しておく ・薬を飲む時間に合わせ、携帯電話などのアラームを鳴らす ● 服薬スケジュールの簡素化を医師と相談する（例：食事回数や時間、仕事の予定などに合わせる、家族やヘルパーがいる時間帯に服薬するよう変更する）
薬が多すぎる	● 合剤がある場合は、切り替えられるか医師と相談する ● 生活習慣の見直しがうまくいけば、減薬もあることを説明する ● 薬が多くて大変であることを率直に医師に伝え、相談する
薬の飲み方がよくわからない	● 理解度を確認し、再度説明する ● 市販のお薬ケースやウォールポケットの活用などを勧める ● 薬のシートの裏に油性ペンで飲む日付や時間を書く ● 一包化する、服薬スケジュールの簡素化を医師と相談する
薬の効果が感じられない	● CKDの薬の効果は、自覚症状ではなく検査データで判断することを説明し、自己判断で内服を止めないことを説明する
薬がなぜ必要なのか、わからない	● CKDの治療は生活習慣の見直しと薬物治療によって、腎機能が低下する要因を最小限にし、病気の進行を食い止めることをわかりやすく説明し、服薬継続への理解を得る
飲みにくい薬だから	● 剤形変更が可能な薬であれば、変更する
薬の副作用が気になる	● 副作用の出方は薬の種類や量、個人差があることを説明し、「何か変だ」と感じたらすぐに医師や薬剤師に連絡するよう伝える ● 医師は、検査データなどをチェックして重要な副作用に注意しているので、自己判断で服薬を止めないよう説明する
目が見えない、見えにくい	● 薬袋や説明書の文字を大きくする、一包化する、薬の包装シートやパックにマジックで色や線をつける、点字調剤を検討する ● 家族の協力を得る
手先が動かない、動きにくい	● 袋に少し切れ込みを入れる、一包化する、レターオープナーを使用する ● 家族の協力を得る

高橋さつき：薬を"正しく"飲むコツ. 廣村桂樹, 池内秀和, 齊賀桐子, 他監修. 腎臓ケアeラーニング講座を参考に作成

2

CKD各ステージ別にみた看護

表3 適量の蛋白質摂取に向けて

- 腎機能にあった適量の蛋白質が必要な理由を説明する
- 適量の蛋白質摂取量の目標*
  - ステージG3aは0.8〜1.0g/kg/日
  - ステージG3b〜G5は0.6〜0.8g/kg/日
- ほとんどの食品に蛋白質は含まれている
  - 肉、魚、卵、乳製品、豆類に特に多く含まれるが、穀類や果物にも含まれている
- 自分の腎機能にあった適量の蛋白質を摂る
  - ステージG3aは、蛋白質の摂り過ぎに注意する（肉や魚類といったメインのおかずは毎食1品程度とする）
  - ステージG3b〜G5は、めやすとして現在食べている量を2分の1〜3分の2に減らす感じ
    - →具体的な方法は食事指導を受け、十分な管理の下で行う
    - →蛋白質制限によるエネルギー不足は、油脂類や主食から摂る
- 高齢者の蛋白質制限には注意が必要
  - 筋肉量を落とさないよう、全身状態をチェックしながら行う

*適量の蛋白質摂取量の数値は、日本腎臓学会 編：慢性腎臓病に対する食事療法基準2014年版より引用

佐藤正樹，高橋さつき：食事の留意点とコツ. 廣村桂樹，池内秀和，齊賀桐子，他監修. 腎臓ケアeラーニング講座を参考に作成

表4 カリウムのコントロールに向けて

- カリウムの制限が必要な理由を説明する
- カリウム量の目標*
  - ステージG3bは2,000mg/日以下
  - ステージG4〜G5は1,500mg/日以下
- ほとんどの食品にカリウムは含まれており、イモ類、野菜類、果物、海藻類に多く含まれる
- カリウムは水に溶けやすい性質があるので、次の方法で調理すると、カリウムの量を20〜30％減らすことができる
  - 野菜は細かく切ってから、たっぷりの流水にさらす
  - あらかじめ下ゆでをしてから調理する
  - ゆで汁やさらした水は捨て、しっかりと水を切る・搾る

*カリウム量の目標の数値は、日本腎臓学会 編：慢性腎臓病に対する食事療法基準2014年版より引用

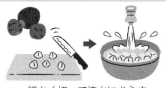
細かく切って流水にさらす

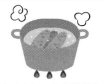
下ゆでをしてから調理する（ゆで汁は捨てる）

※電子レンジによる加熱、無水調理ではカリウムは減らないので注意する

- 蛋白質の摂取量を適正にする
  - 蛋白質を含む食品にはカリウムが含まれており、蛋白質の摂取量を控えるとカリウムの摂取量は自動的に少なくなる
- 100％の果汁ジュースや野菜ジュース、青汁にも含まれる
  - 飲物は、カリウムが少ない麦茶やウーロン茶、玄米茶がおすすめ
- 血清カリウム吸着薬が処方されていたら、忘れずに服用する

佐藤正樹，高橋さつき：食事の留意点とコツ. 廣村桂樹，池内秀和，齊賀桐子，他監修. 腎臓ケアeラーニング講座を参考に作成

表5 リンのコントロールに向けて

- リンの制限が必要な理由を説明する
- まずは、蛋白質の摂取量を適正にする
  - 蛋白質を含む食品にはリンが含まれており、蛋白質の摂取量を控えるとリンの摂取量は自動的に少なくなる
- 乳製品（牛乳、ヨーグルト、チーズなど）を摂りすぎない
- レバー、卵類（鶏卵、たらこなど）、しらす干し、ししゃもなども摂りすぎない
  - 骨ごと食べる魚やレバー、卵黄、たらこなどに多く含まれる
- 高リン血症治療薬が処方されていたら、指示された時間に忘れずに服用する

佐藤正樹，高橋さつき：食事の留意点とコツ. 廣村桂樹，池内秀和，齊賀桐子，他監修. 腎臓ケアeラーニング講座を参考に作成

TP ケア計画

- いままでの取り組み・困難だったこと・成功体験、家族・職場の協力度、療養生活に対する思いなどを十分に傾聴し、労をねぎらう。
- 食事療法・生活習慣改善、服薬、血圧・血糖測定を継続することのメリット・デメリットを尋ねる。
- 食事療法・生活習慣改善、服薬、血圧・血糖測定を継続するうえで障壁になっていることを患者と話し合う。
- 障壁をなくす・最小にする方法を患者と話し合う（服薬については**表2**を参照）。
- 家庭で食事療法・生活習慣改善、服薬、血圧・血糖測定を継続するために、具体的で実行可能な方法を患者に選んでもらう。
- 患者と一緒に、取り組むことへの優先順位をつけ、次回受診日までの目標や行動計画を具体的に立案し、これらを共有する。
- 毎回受診時には声をかけ、実施状況や目標達成状況を確認し、実施できていれば称賛し、困難時は解決方法を一緒に考える。
- 似たような年齢や状況にあるCKD患者の成功体験が聴ける場を設定する。

EP 教育計画

- 病状説明や栄養相談・学習会は、可能な限り家族も一緒に参加できるよう計画する。
- 追加された食事制限について説明する。
- いままでの疑問点は納得が得られるよう説明し、必要時、医師や栄養士等と協働する。
- 理解不足の部分は、レディネスをふまえて再指導を行う。
- 血圧・血糖測定の手技を確認し、必要時再指導を行う。

看護問題#2　非効果的コーピング

1. 情報

処方内容、食事療法の指示内容、指示された運動量、受診中断、表情、疲労感、他者に当たる・怒る。

食事療法・生活習慣改善、服薬、血圧・血糖測定を継続しない、心配、不安、ストレス、家庭・職場などでの困難事。

2. 看護問題

P 問題　非効果的コーピング。

E 原因・誘因　腎機能の低下によって増えていく食事制限、複数の生活習慣の改善が必要、完治の見込みがない、仕事や役割遂行におけるプレッシャー。

S 症状・徴候　慢性的な心配・不安・疲労・ストレスの蓄積、食事療法・生活習慣改善・服薬・血圧・血糖測定を継続しない、受診中断、他者に当たる・怒る。

3. 期待される結果

- ストレスの内容を表現できる。
- ストレスを軽減する方法を列挙する。
- 自分に合ったストレス解消法を実施する。

4. 援助方法

OP 観察計画

- ストレスの原因、認識・対処行動、疾病や制限などの受け止め・理解度、表情。
- 性格、家族やキーパーソンとのコミュニケーション・関係、仕事・家庭での役割、いままでのストレスに対する対処方法、将来への希望、今後の生活への予測、趣味。

一次的評価	個人の価値観や目標、信念、生活などに照らし合わせ、その状況が「自分にとって無関係かどうか」「有害なのか肯定的であるのか」「ストレスフルなのか」について判断し、自分がもっている資源で対処できるかどうかを判断するプロセス
無関係	出来事や状況によるストレッサーとのかかわりが、個人にとって何の意味ももたず、良くも悪くも影響のない場合の評価
無害―肯定的	出来事や状況によるストレッサーを肯定的であると解釈し、良好な関係を維持し、強化すると思われる場合の評価
ストレスフル	個人の価値観や目標、信念、生活などが出来事や状況のストレッサーによって「危うくなっている」「自分で対応が不可能」「脅かされている」と判断したときの評価
害／喪失	すでに自己評価や社会的評価に対する何らかの損害を受けているもので、悲哀、恥などの情動を含む
脅威	まだ起きていないが、予測されるような害／喪失に関連している場合に行われる評価。恐怖、不安、怒りのような否定的な情動も含まれている
挑戦	脅威と同じような状況。あるいは連続した関係で起こり、利得や成長の可能性があると判断される場合の評価。熱意、興奮などの快の情動を含む
利益	すでに何らかの利得が生じている状況

二次的評価	一次的評価でストレスフルと評価されたストレッサーに対して、その状況を処理するために何が必要か、どのような対処方法が可能か、どの程度うまく処理できるのかといったコントロールの可能性に対しての評価。ストレッサーに対して、どのような対処行動（コーピング行動）をとるのか検討し、対処の準備を行う段階
問題志向型コーピング	ストレスフルな状況を分析し、その状況の解決策の検討や問題解決方法を実施するといった直接的な働きかけを行うこと
情動志向型コーピング	ストレスフルな状況により受けた恐怖や不安といった情動を軽減するために、ストレスフルな状況のみかたを変えるものであり、解釈のしかたを変えることで違った意味合いを見いだす対処方法

適応できなかった場合は、この過程が繰り返される

再評価 一次的評価・二次的評価による対処行動（コーピング行動）によって、適応できたかどうかを評価する

適応

図2 ストレッサーに対する認知的評価

神田直樹：ストレス・コーピング理論. 野川道子 編著, 看護実践に活かす中範囲理論. メヂカルフレンド社. 東京. 2016：259-275を参考に作成

TP ケア計画

● 支持的態度で接して傾聴し、ストレッサーとして感じている出来事を明らかにする（**図2**）。

● その出来事をどのように認識（害／喪失、脅威、挑戦、利益）・感じているか、いままでの対処方法が使えそうか話し合う。

● その出来事に対して何ができるのか、どんな対処方法があるのかなど、一緒にいろいろと列挙

する。
- 列挙した対処方法のメリット・デメリットを一緒に検討する。
- 実行できる対処方法を患者に選んでもらい、実践してもらう。
- リラックスできる活動（趣味、音楽、温泉など）やリラクセーション（マッサージやヨガなど）に時間をかけることを勧める。

EP 教育計画

...ションの方法を教え...

...教育的支援が必要な...て指導する。

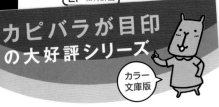

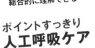

...役割緊張

...介護者の疲労感・...状況。

...療法の遵守状況・...ること・困ってい...に対する家族の受...協力度、など。

...事準備に手間と...識不足、長期継...介護者に負担がかかっている、家族間の意思疎通不足。

S 症状・徴候
食事制限を順守した食事準備が難しい、疲労・抑うつ・憤り・怒り、食事準備と他の社会活動との葛藤。

3. 期待される結果

- 患者の食事療法を継続するうえでの障壁を列挙する。
- 患者の食事療法を継続するのに必要な支援を列挙する。
- 患者の食事療法を継続しながらも、主介護者が社会活動を続ける方法を述べる。

4. 援助方法

OP 観察計画

- 家族構成・関係性・職業・健康状態・経済的状態、キーパーソン・主介護者、主介護者の社会活動・価値観、家族間のコミュニケーション・強み、表情。
- 食事準備を含む家事の協力度・役割分担、食事療法や疾病に対する家族の受け止め・理解度、いままでの取り組み・困難だったこと・成功体験・疑問点。

TP ケア計画

- 主介護者のいままでの取り組み・困難だったこと・成功体験、家族の協力度、患者の療養生活や自身の社会活動に対する思いなどを十分に傾聴し、労をねぎらう。その際、主介護者の感情は共有するが、どの家族にも荷担しない・非難しない中立の立場で傾聴する。
- 食事療法を継続するうえで障壁になっていることを、主介護者と話し合う。
- 現在の生活状況が、主介護者の社会活動（仕事・役割責任・余暇など）に及ぼす影響（メリット・デメリット）、展望などを主介護者と話し合う。
- どのような支援を求めているのか主介護者と話し合い、必要時、患者・他の家族と話し合う機会を設ける。
- 効果的なストレス解消法を主介護者とともに考える。

- 毎回受診時には声をかけ、主介護者の社会活動状況、食事療法の実施状況などを確認し、実施できていれば称賛し、困難時は解決方法を一緒に考える。
- 似たような状況にあるCKD家族の成功体験が聴ける場を設定する。

EP 教育計画

- 食事療法の選択肢の一つとして、蛋白質が少なく調整された治療用特殊食品や、腎臓病の宅配食（常温・冷蔵・冷凍食品など）について情報提供する。
- いままでの疑問点は納得が得られるよう説明し、必要時、医師や栄養士等と協働する。

- 理解不足の部分は、レディネスに応じて指導する。
- 可能であれば、他の家族も病状説明や栄養相談・学習会に参加できるよう計画する。

引用・参考文献

1. 廣村桂樹, 池内秀和, 齊賀桐子, 他監修. 腎臓ケアeラーニング講座.
   plaza.umin.ac.jp/~jin/（2020/5/18アクセス）
2. CKDの発症予防・早期発見・重症化予防に向けた提言作成委員会：2. 発症予防, 早期発見と重症化予防が可能なCKD. 日本腎臓学会 編, 生活習慣病からの新規透析導入患者の減少に向けた提言. 東京医学社, 東京, 2016：8-17.
3. 神田直樹：ストレス・コーピング理論. 野川道子 編著, 看護実践に活かす中範囲理論. メヂカルフレンド社, 東京, 2016：259-275.

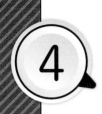

4 高度低下から末期腎不全

赤（G4〜G5A1、G3b〜G5A2、G3a〜G5A3）

板谷真紀子

CKDステージの高度低下から末期腎不全（赤：G4〜G5A1、G3b〜G5A2、G3a〜G5A3）では、G4に至った時点で透析療法および腎移植に関する情報提供がなされ、G5では希望する腎代替療法の準備を開始することが推奨されている[1]。患者は、透析を受けたくないと思う反面、生きるためには受けなくてはならないという葛藤や、今後の人生に不確かさを感じる。さまざまな葛藤のなかで、腎代替療法を受けるか否か、受けるならばどの治療法を選択するかなどの意思決定をしなければならない。そして、G3b以降より個人差はあるものの、腎機能低下に伴うさまざまな症状が現れる。症状による身体的な苦痛、腎代替療法は避けたいという思いから生じる心理スピリチュアル的な安心や、社会的側面の安心が欠如した状態となる。また、この時期の患者には末期腎不全に至る可能性の高い、G4〜G5の患者が含まれているが、モニタリングや薬剤、食事管理を多職種で実施することにより、腎機能低下の進行を抑制し腎代替療法導入までの期間を遅延させる可能性がある。

よって、本稿では、看護問題として「#1 意思決定葛藤」「#2 安楽障害」「#3 非効果的腎臓組織循環リスク状態」を取り上げた。

看護問題#1 意思決定葛藤

1. 情報

O情報（客観的情報） 苦悩または緊張の身体的兆候、意思決定の遅れ、血圧の上昇や脈拍数の増加、血液検査データ（eGFR、Cr、BUN、Na、K、Ca、P、Hb、TP、Alb、血ガスなど）、胸部X線、心電図、胸部・腹部CT、心エコー、苦悩を表す表情、イライラ、抑うつなど、透析導入と決まった患者のたどる心理的プロセスのどこにいるか（**図1**）。

S情報（主観的情報） 選択に関する不確かさを言葉に出す、意思決定を試みる際の苦悩を言葉に出す。

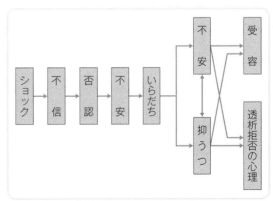

図1 透析導入が決まった患者のたどる心理的プロセス
春木繁一：サイコネフロロジーの臨床. メディカ出版, 東京, 2010：34より引用

2. 看護問題

P 問題 意思決定葛藤。

E 原因・誘因 腎代替療法に関する適切な情報の欠如や不足、透析を受けながら生活することに価値を見いだせない、腎代替療法導入に伴うライフスタイルの変更やQOL低下への不安、ライフイベント（就学、就職、転職、配置転換、退職、結婚、妊娠や出産・親になること、離婚、介護施設への入所など）への障壁、役割喪失への不安、家族やサポート体制内との意見の相違、意思決定の経験不足、家族や知り合いの透析患者から見聞きする透析の利点や欠点、透析に入る前の時期の精神症状・心理的態度（**表1**）、療養場所や通院頻度、通院手段に関する心配や困難感。

S 症状・徴候 選択に確信がもてないと言葉で表現する、選択肢から選ぶのに迷う、意思決定の遅れ、決定する際の苦悩を言葉で表現する（例：「透析するくらいなら死んだほうがまし」など）。

3. 期待される結果

- 選択に関する迷いと価値観の葛藤を自覚する。
- 腎代替療法を受けない場合と受ける場合の、リスクとベネフィットを理解できる。

表1 透析患者の精神症状・心理的態度

- 第1相：透析に入る前の尿毒症の時期
  - 尿毒症（腎不全）－透析と診断されたショック
  - 医療不信、入院による身体的、精神的苦痛
  - 尿毒症による身体・精神症状
  - 死の不安、健康を失った挫折感、絶望感
  - 神経過敏、逆に無気力、夜間不眠、昼間の傾眠
  - これからの不安、こうなってしまったことの抑うつ、一方で無我夢中、助かりたい

春木繁一：サイコネフロロジーの臨床. メディカ出版, 東京, 2010：35より引用

- 腎代替療法を受けるか否か、受ける場合は腹膜透析・血液透析・腎移植などの治療法にするか、家族や重要他者の力を借りながら選択することができる。

4. 援助方法

OP 観察計画

- 腎代替療法を受けるか否か、受けるとしたらどの治療法を選択するかなどへの迷い、治療法と自分の生活にもたらす影響に関する発言、表情、態度などを観察する。
- 腎代替療法導入までの見込み期間や緊急性、意思決定能力をアセスメントするための情報や医学的に実施可能な腎代替療法を選択するための情報を得る［バイタルサイン、血液検査データ（eGFR、Cr、BUN、Na、K、Ca、P、Hb、TP、Alb、血ガスなど）、胸部X線、心電図、胸部・腹部CT、心エコー、上肢血管エコー、既往歴、腹部手術歴、尿毒症症状の有無と程度（排尿回数・量、食事量、嘔気・嘔吐、呼吸困難感、意識レベル、浮腫、倦怠感、かゆみ、出血傾向の有無、イライラ感など）、認知機能、ADL、視力、聴力など］。
- 患者・家族の希望や信念、ライフスタイルに合った選択をするための情報を得る（信念、生きがい、不安、生活史、職業、趣味、ライフスタイル、ライフイベント、腎代替療法についての知識の有無と程度、家族構成・家族歴、家族との関係性、ソーシャルサポートの有無、医療者との関係性など）。

TP ケア計画

- 医師より腎代替療法について説明が行われる際は同席し、治療の選択肢がどのように説明されたか、それに対する反応を把握する。
- 腎代替療法を受けない場合、血液透析・腹膜透析・腎移植などの治療法を選択した場合など、

表2 自己決定尺度

	質問項目
セルフケアに関する自己決定	1. 私は多くの情報をもっているので、透析について自分で決める 2. 治療方法についての疑問は、自分から調べたり尋ねたりする 3. 合併症について知っているので、予防している 4. 治療に関して、自分で決めるだけの知識がある 5. 自分の身体のことは、誰よりも自分がいちばんよく知っている 6. 私は他の患者より、透析に関する知識がある 7. 検査結果よりは、自分の体験的な症状のほうがあてになる 8. 自分の体験から、自分なりの血液データの上限がある
患者・医療者関係における自己決定	9. 医療者の言うとおりにするのがいちばんよい（R） 10. 医療者は、いつも私より正しい判断をする（R） 11. 病気のことは医療者にすべておまかせしている（R）

(R) は逆転項目。

岡美智代, 安酸史子, 保科良子, 他：血液透析患者の自己決定尺度の開発. 日本透析医学会雑誌 1997；30（8）：1066より開発者に許可を得て改変して転載

おのおののリスクとベネフィットについてどう感じたか、患者に語ってもらう機会を設ける。

● 自己決定尺度[2]を活用し話し合う（**表2**）。

● 療法選択外来など、看護専門外来の紹介や受診を勧める。

● 患者の将来の希望や生き方における価値観を語ってもらい、それらを尊重するなかで、どのような選択をすることが患者・家族にとって最もよいのか話し合う。

● 不安やつらい気持ち、迷いなど、ありのままに表出しやすい環境を提供する。

● 患者・家族が話しかけやすい雰囲気を提供し、つらさや不安、迷いを表出しやすい関係性をつくる。

● 選択をする際に必要な職種との連携を図る。例えば、療養場所の選択によって腎代替療法の選択に影響がある場合などは、ケアマネジャー、訪問看護師、地域包括ケアセンターなどとの連携を図る。

● 腎代替療法を受けている患者から話を聞く機会を設ける（ピアサポートなど）。

● 家族や重要他者へ、意思決定にかかわるよう働きかける。

● 家族や支援者と本人の意見の相違がある場合は、本人の意思を尊重しながら家族や支援者の意見の相違を調整できるよう働きかける。必要時には専門看護師などのスペシャリストを活用する。

● 意思決定プロセス（**図2**）[3]を参考に、医療チームでかかわる。

EP 教育計画

● 血液透析・腹膜透析・腎移植などの治療法について理解できているか、患者・家族の認識を確認し、不足する情報があれば提供する［パンフレット（**図3**）の活用など］。

● 腎代替療法を受けるか否か、受けるならばどの治療法にするか、患者が信頼する他者、支えとなる人に相談するよう勧める。

● 不安やつらい気持ち、迷いなど、ありのままに表出してよいことを伝える。

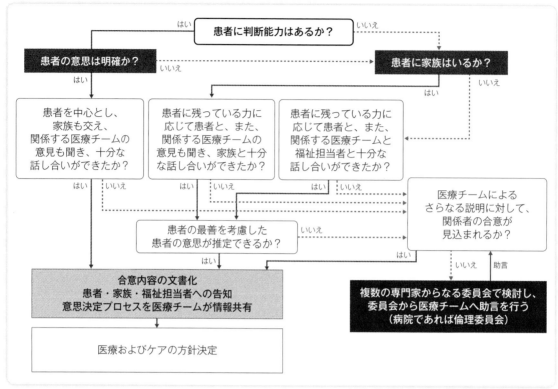

図2 維持血液透析見合わせ時の意思決定プロセス

日本透析医学会血液透析療法ガイドライン作成ワーキンググループ，透析非導入と継続中止を検討するサブグループ：維持血液透析の開始と継続に関する意思決定プロセスについての提言．日本透析医学会雑誌 2014；47（5）：280より引用．

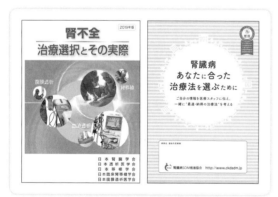

図3 腎代替療法説明時に使用するパンフレットの例

各ホームページでダウンロードが可能。

左：日本腎臓学会・日本透析医学会・日本移植学会・日本臨床腎移植学会・日本腹膜透析医学会 編：腎不全 医療選択とその実際 2019年版．
（https://cdn.jsn.or.jp/jsn_new/iryou/kaiin/free/primers/pdf/2019allpage.pdf）

右：腎臓病SDM推進協会：腎臓病 あなたに合った治療法を選ぶために 改訂第3版．
（https://www.ckdsdm.jp/document/document.html）

看護問題#2　安楽障害

1. 情報

O情報
客観的情報：脈拍数の増加、呼吸数の増加、血圧の上昇、不眠、いら立ち、不快感、苦痛表情、リラックスできない様子、尿毒症症状からの苦痛。

S情報
主観的情報：安楽でないという訴え、苦痛を感じる症状の訴え、不安の訴え。

2. 看護問題

P
問題：安楽障害。

E
原因・誘因：腎疾患、痛みや苦痛を伴う症状（かゆみ、嘔気・嘔吐、頭痛、呼吸困難感、全身倦怠感、体動困難、不眠、不安、下肢のつり、レストレスレッグス症候群、浮腫など）、透析が必要という診断。

| S 症状・徴候 | 不快感を訴える、または表出する。安心できないという発言や態度。脈拍数の増加、呼吸数の増加、血圧の上昇、不眠、いら立ち、不快感、苦痛表情、リラックスできない様子。

■ 3．期待される結果

- 安楽になったと言葉に出して表現できる。
- 症状や苦痛を軽減する方法について述べる。
- 表情がやわらぐ。
- 先の見通しについて言葉に出して表現できる。

■ 4．援助方法

OP 観察計画

- バイタルサイン。
- 全身状態の把握。
- 症状（**図4**）の部位、出現状況、程度の観察。
- 症状に対する知識や対処方法とその効果。

- 表情や行動。

TP ケア計画

- 医師の指示を受けながら対症療法を行う（**表3**）。
- 心身の些細な変化や日常生活での支障を把握する。
- 傾聴。
- リラクセーション法。

EP 教育計画

- 苦痛を表現できるよう伝える。
- 症状への具体的な対処方法や効果を説明する。
- 体調悪化や症状悪化時は躊躇せず医療者に相談し、予約外でも受診をするよう説明する。
- 症状の改善には腎代替療法が有効な場合があることや、腎代替療法について説明する（腎代替療法に関する不正確な情報や負のイメージを払拭していく）。

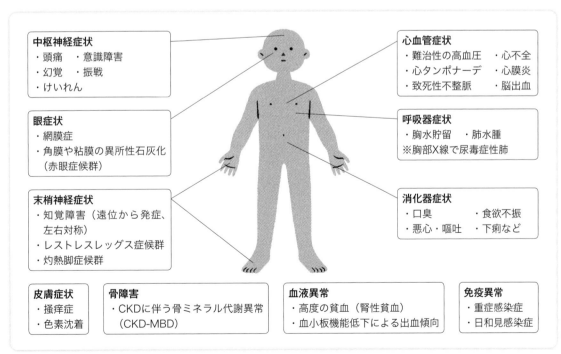

図4 尿毒症の症状
医療情報科学研究所 編：病気がみえるvol.8 腎・泌尿器. メディックメディア，東京，2012：216より引用

表3 主な尿毒症症状への援助方法

症状	看護援助のポイント
浮腫	・浮腫により活動や体位の制限が生じるため、苦痛症状の緩和や安楽の援助を行う ・ボディイメージに影響を与えるため、精神面への援助も重要
掻痒感	・掻痒感の原因である疾患と、掻痒感によって生じているストレスや不安に対してかかわっていくことが重要 ・薬物療法やスキンケアについて理解し、治療効果が最大になるようにかかわっていく
全身倦怠感	・倦怠感は特異的な症状ではないだけに、症状の現れ方や随伴症状などについて詳しく情報収集することが必要 ・精神疾患を合併していることもあるため、患者の訴えを注意深く聴き、観察する必要がある ・臥床状態になりがちで、日常生活動作に影響を及ぼし身体機能の低下をまねくため、倦怠感軽減のための援助を行う
呼吸困難	・緊急性の高い処置を必要とするか否かの判断が重要となるため、よく観察し適切な処置について見きわめる必要がある ・呼吸困難は主観的症状であり個人差が非常に大きいため、客観的な情報を十分に把握し、症状緩和や安楽の援助を行う
悪心・嘔吐	・悪心・嘔吐の程度と経過、随伴症状を観察し、その影響にも注意する ・吐物による気道閉塞にも注意が必要 ・原因を把握するとともに、まずは症状緩和や安楽の援助を行う
レストレスレッグス症候群 ※参考 むずむず脚解消ナビ http//muzumuzu.com	・下肢がむずむずすることで、身の置きどころがなく、不眠や精神的苦痛が強い ・専門医への紹介と適切な薬物療法を必要とする ・症状を表現できない患者も多いため、足をこすり合わせる、じっとしていられないなどの様子がみられたら、症状を詳しく確認する ・個人差はあるが、温罨法、冷罨法、タッチング、マッサージなどが症状緩和になる場合もある

看護問題#3 非効果的腎臓組織循環リスク状態

1. 情報

O情報
客観的情報

eGFR、CGA分類、蛋白尿・血尿の出現、尿量の減少、浮腫の出現、体重変化、尿毒症状の出現、血液検査データ（eGFR、Cr、BUN、Na、K、Ca、P、Hb、TP、Alb、血ガスなど）、蛋白尿/クレアチニン比、水分出納、バイタルサイン、年齢、糖尿病の有無、腎臓病の治療歴。

S情報
主観的情報

尿毒症症状や尿量減少、浮腫、体重増加など体調の変化。

2. 看護問題

P
問題

非効果的腎臓組織循環リスク状態。

E
原因・誘因

慢性腎炎症候群、ネフローゼ症候群、急速進行性腎炎症候群などの腎疾患、加齢、糖尿病、高血圧、感染症、腎血流量低下、非ステロイド性抗炎症薬（NSAIDs）の服用、痛風、薬剤（抗菌薬、造影剤、抗がん剤など）。

3. 期待される結果

● 血圧が年齢、疾患に応じた管理目標値になる。

● 蛋白尿の減少。

● カリウム 4～5.5 mEq/L、尿酸 6 mg/dL以下、

ア シドーシスの改善。

- 末期腎不全への進展抑制、生命予後の改善。

4. 援助方法

OP 観察計画

- 血液検査データ（cGFR、Cr、BUN、Na、K、Ca、P、Hb、TP、Alb、血ガスなど）。
- 血尿、蛋白尿の有無、尿量、蛋白尿/クレアチニン比。
- 浮腫、体重、水分出納。
- バイタルサイン。
- 尿毒症症状の有無、貧血症状の有無、消化管出血の有無、うっ血性心不全の兆候と症状の有無。
- 食事摂取、味覚、睡眠、排便状況。
- 現病歴、既往歴、年齢、職業や役割、家族構成、家族歴、生活パターン。
- 疾患の理解と指示されている治療法に関する知識の有無や理解度。
- これまでの取り組み（食事療法、薬物療法、運動療法、血圧測定、体重測定、血糖測定、禁煙、フットケアなど）。
- 服薬状況、残薬確認。
- 表情、家族や重要他者との関係、家族や重要他者の心理。

TP ケア計画

- 体調に合わせて実行可能な療養方法を提案する。
- パンフレットなど患者が理解しやすいツールを使用し説明する。
- 実践できていることに対する労い、賞賛。
- 社会的な課題がある場合は、それらの調整を行う。
- 医師、栄養士、薬剤師等多職種と連携し、支援できるよう調整する。

EP 教育計画

- 客観的なデータを通して、腎機能の状態を患者・家族がイメージできるよう説明する。
- 療養指導（食事療法、薬物療法、運動療法、血圧測定、体重測定、血糖測定、禁煙、フットケア、感染症や脱水予防、血圧や体重などのモニタリング方法など）。
- 栄養指導、薬剤指導などを勧める。
- 体調悪化や症状悪化時は躊躇せず医療者に相談し、予約外でも受診することを説明する。
- 予約外受診時の連絡方法について説明する。
- 不安や困難事、悩みなどは、相談できることを伝えておく。

引用文献
1. 日本透析医学会：維持血液透析ガイドライン：血液透析導入. 日本透析医学会雑誌 2013；46（12）：1125, 2013.
2. 岡美智代, 安酸史子, 保科良子, 他：血液透析患者の自己決定尺度の開発. 日本透析医学会雑誌 1977；30（8）：1061-1067.
3. 日本透析医学会血液透析療法ガイドライン作成ワーキンググループ, 透析非導入と継続中止を検討するサブグループ：維持血液透析の開始と継続に関する意思決定プロセスについての提言. 日本透析医学会雑誌 2014；47（5）：269-285.

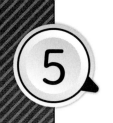

5 透析期
（G5D）

本井裕二

　透析期（G5D）の患者は、透析治療を受けつつ保存期CKDの時期と同様に、食事療法や生活習慣の改善をはじめとした健康管理行動を継続することが求められる。また、透析療法による合併症、他の疾患の合併、加齢に伴うさまざまな不快症状への対処が求められる。透析患者の高齢化を背景として、患者を支える家族に対する支援も重要な課題である。

　以上のことから、看護問題として「＃1 非効果的健康管理」「＃2 安楽障害」「＃3 介護者役割緊張」を取り上げた。

看護問題#1 非効果的健康管理

1. 情報

O情報
客観的情報
透析間の体重増加（血液透析）、毎日の体重（腹膜透析）、透析液の排液量・性状（腹膜透析）、血圧、透析時の血圧の変動状況（血液透析）、尿量、浮腫、検査データ［P、Ca、PTH、K、BUN、Cr、Alb、LDL-C、CRP、UA、BMI、GA（糖尿病性腎症患者）］、透析量（Kt/V）、薬物処方の内容、自宅での血圧・体重・尿量の測定状況（自己管理ノートの記載状況）、認知障害の有無、ADL/IADLの状況。

S情報
主観的情報
食事療法の実践状況（食事の内容・量、食事時間、外食の頻度、調理担当者など）、

薬物療法の実践状況、運動・活動状況、喫煙の有無、飲酒の有無、透析療法や健康管理についての知識、CKD・透析療法・健康管理についての思い・考え、健康管理を行ううえで患者・家族が抱えている困難事、健康管理を行う生活環境（家庭・職場・社会資源の活用状況など）、普段の生活の状況。

2. 看護問題

P
問題
非効果的健康管理。

E
原因・誘因
透析療法への移行に伴う食事療法の内容の変化、長期にわたる食事療法の必要性（エネルギー・蛋白質・食塩・水分・カリウム・リン、**表1**）[1]、食事療法以外にも運動療法・禁煙・適度な飲酒などの生活習慣改善による健康管理の必要性、薬物療法を継続する必要性、健康管理に対する知識や動機の不足、家族・職場の協力不足、社会資源の活用不足。

S
症状・徴候
透析期に必要とされる健康管理行動（食事療法・運動・禁煙・節酒・薬物療法・血圧や体重などの自己測定と記録）および健康管理行動へのフィードバックを実践することができない、健康管理行動を実践することに対する困難感を訴える、健康管理行動を実践することに対して意欲が不足している言動がみられる。

表1 G5D患者の食事療法基準

ステージ5D	エネルギー (kcal/kgBW/日)	蛋白質 (g/kgBW/日)	食塩 (g/日)	水分	カリウム (mg/日)	リン (mg/日)
血液透析 (週3回)	30〜35[注1, 2]	0.9〜1.2[注1]	<6[注3]	できるだけ少なく	≦2,000	≦蛋白質（g）×15
腹膜透析	30〜35[注1, 2, 4]	0.9〜1.2[注1]	PD除水量（L）×7.5＋尿量（L）×5	PD除水量＋尿量	制限なし[注5]	≦蛋白質（g）×15

注1）体重は基本的に標準体重（BMI＝22）を用いる。
注2）性別、年齢、合併症、身体活動度により異なる。
注3）尿量、身体活動度、体格、栄養状態、透析間体重増加を考慮して適宜調整する。
注4）腹膜吸収ブドウ糖からのエネルギー分を差し引く。
注5）高カリウム血症を認める場合には血液透析同様に制限する。
日本腎臓学会 編：慢性腎臓病に対する食事療法基準2014年版. 東京医学社, 東京, 2014：2より引用

3. 期待される結果

- 保存期CKDと透析期の食事療法の違いについて述べることができる。
- 健康管理行動の必要性について述べることができる。
- 健康管理行動を実践するにあたっての困難事を述べることができる。
- 健康管理行動を実践する動機づけを明確に述べることができる。
- 実行・継続可能な行動目標を立て、健康管理行動を実践することができる。

4. 援助方法

OP 観察計画

- 透析間の体重増加（血液透析）、毎日の体重（腹膜透析）、透析液の排液量・性状（腹膜透析）、血圧、透析時の血圧の変動状況（血液透析）、尿量、浮腫。
- 検査データ［P、Ca、PTH、K、BUN、Cr、Alb、LDL-C、CRP、UA、BMI、GA（糖尿病性腎症患者）］、透析量（Kt/Vなど）、薬物処方の内容、自宅での血圧・体重・尿量の測定状況（自己管理ノートの記載状況）。

- 食事療法の実践状況（食事の内容・量、食事時間、外食の頻度、調理担当者など）、薬物療法の実践状況、運動・活動・ADL/IADLの状況、喫煙の有無、飲酒の有無。
- 現在に至るまでの健康管理の実践状況、透析療法や健康管理についての知識、CKD・透析療法・健康管理についての思い・考え、健康管理を行ううえで患者・家族が抱えている困難事、健康管理を行う生活環境（家庭・職場・社会資源の活用状況など）、普段の生活の状況。
- おのおのの健康管理行動（食事療法・運動や活動・禁煙・節酒など）についてのレディネス（変化ステージ、**表2**）[2]。

TP ケア計画

- 透析処方や薬物の処方内容が適切かどうか確認し、必要に応じ医師に相談する。
- 健康管理行動についての思い（困難感・無力感・罪悪感・焦燥感などのネガティブな感情など）を十分に表出できるよう傾聴する。
- 保存期CKDから現在に至るまでの健康管理の実践について傾聴し、患者の思いや患者が実践してきた健康管理行動に対して支持的態度を示して患者を受容する。
- 透析療法を受けながら生きていくことの意味（生きがいや楽しみ、希望）について患者の思

表❷　変化ステージ

変化ステージ	定義
前熟考期	6か月以内に行動を変えようとは考えていない
熟考期	6か月以内に行動を変えようと考えている
準備期	1か月以内に行動を変えようと考え、その方向ですでにいくつかの行動段階を経ている
実行期	行動を変えて6か月未満である
維持期	行動を変えて6か月以上である
完了期	健康的な行動をとる自己効力感が高く、行動の変化が達成され、習慣化した状態

添田百合子：トランスセオレティカルモデル（変化ステージモデル）とは．野川道子 編著，看護実践に活かす中範囲理論．メジカルフレンド社，東京，2010：268より引用

いを傾聴し、患者が意味を見いだせるよう支援する。

● 健康管理行動の実践・継続を困難にしている要因を患者とともに見いだす。

● 健康管理行動の実践・継続を困難にしている要因を解決、もしくは緩和するための方策について、患者とともに考える。

● 患者のレディネス（変化ステージ）が準備期にある健康管理行動について、患者自身が実行・継続が可能と考える行動目標（具体的で測定可能な目標）を立案できるように支援する。

● 行動目標を達成するための、行動計画や目標の評価日を立案できるように支援する。

● 評価日に行動計画の実施状況や行動目標の達成状況を確認する。達成できている場合は、達成できたことを称賛し、必要に応じ新たな行動目標を立案する。達成できていない場合は、努力を認め、労をねぎらい、行動目標の見直しを含めて達成できる方法を患者とともに考える。

● 健康管理行動の実践を困難にしている要因として、家庭や職場に課題がある場合は、環境改善のための働きかけを行う。

● ADL/IADL、認知や視覚に問題がある場合は、社会資源の活用を評価・検討する。

EP 教育計画

● 健康管理行動の必要性について説明する。

● 保存期CKDと透析期との健康管理行動の違いについて説明する。

● 健康管理行動について、知識不足や不適切な行動が認められる場合は再指導を行う。

看護問題#2 **安楽障害**
掻痒感、慢性疼痛、レストレスレッグス症候群

1. 情報

O情報（客観的情報）透析歴、透析処方、薬物療法（鎮痛薬、抗ヒスタミン薬、抗アレルギー薬、リン吸着薬、ビタミンD製剤など）、検査データ（P、Ca、PTH、β_2ミクログロブリン、K、BUN、Cr）、透析量を示すデータ（Kt/Vなど）、皮膚の状態（皮膚の乾燥、掻破痕など）、関節の形状、全身X線検査所見、患者の表情、透析中の様子（疼痛、かゆみ、足のムズムズ感などを示す行動、姿勢、態度の有無など）、爪の状態（爪が伸びていないか）。

S情報（主観的情報）食事の摂取状況（食事の内容・摂取量など）、疼痛の状況（部位、始まりと経時的変化、性質、強さ、増悪因子、緩和因子、関連症状、疼痛に対する治療、疼痛に対する家庭や透析室での対処法、日常生活への

影響）、かゆみの状況（部位、始まりと経時的変化、性質、強さ、増悪因子、緩和因子、関連症状、かゆみに対する治療、かゆみに対する家庭や透析室での対処法、入浴の方法、日常生活への影響）、レストレスレッグス症候群の状況（経時的変化、性質、強さ、増悪因子、緩和因子、治療、対処方法）、睡眠状況。

2. 看護問題

P 問題 安楽障害（掻痒感、慢性疼痛、レストレスレッグス症候群）。

E 原因・誘因 皮膚の乾燥、食事療法や薬物療法を適切に実行できていない、症状に対して誤った対処をしている、CKD-MBD、透析不足、透析機材と血液の接触によるアレルギー反応。

S 症状・徴候 透析治療中に痛みの訴えがある、透析開始とともにかゆみが増強する、透析中に足のむずむず感の訴えがあり、透析時間の短縮を訴えることがある、疼痛のため日常生活に影響がみられる、疼痛やかゆみのため睡眠が障害されている、疼痛・かゆみ・足のむずむず感が精神的ストレスになっているとの訴えがある、家族は自分のつらさをわかってくれないという訴えがある。

3. 期待される結果

● ペインスケールで測定した疼痛の強さが減弱する。
● 症状が「楽になった」ということを表出することができる。
● 苦痛を示す表情から穏やかな表情に変化する。
● 疼痛、かゆみ、足のむずむず感などを示す行動、姿勢、態度に変化が現れる。
● 症状により制限されていたことができるようになる。

4. 援助方法

OP 観察計画

● 疼痛の状況（部位、始まりと経時的変化、性質、強さ、増悪因子、緩和因子、関連症状、疼痛に対する治療、疼痛に対する家庭や透析室での対処法、日常生活への影響）、かゆみの状況（部位、始まりと経時的変化、性質、強さ、増悪因子、緩和因子、関連症状、かゆみに対する治療、かゆみに対する家庭や透析室での対処法、入浴の方法、日常生活への影響）、レストレスレッグス症候群の状況（経時的変化、性質、強さ、増悪因子、緩和因子、治療、対処方法）、透析中の患者の様子（疼痛、かゆみ、足のむずむず感などを示す行動、姿勢、態度の有無など）。

● 検査データ（P、Ca、PTH、β_2ミクログロブリン、K、BUN、Cr）、透析量を示すデータ（Kt/Vなど）、皮膚の状態（皮膚の乾燥、掻破痕など）、透析歴、透析処方。

● 睡眠の状況、活動状況、抑うつ症状、家族の反応、医療者の反応。

TP ケア計画

● 透析治療中に出現・増悪する苦痛症状を緩和するよう努める（保湿・スキンケア、やさしく掻く、マッサージ、温罨法、安楽な体位の保持、ディストラクション、リラクセーション、指示されている鎮痛薬の投与など）。

● 患者の苦痛症状について医師に報告し、症状を緩和する薬剤の投与や透析方法・条件の見直しなどについて相談する。

● 慢性的な苦痛症状についてのつらい思いを十分に表出できるよう傾聴する。

● 表出された患者の思い、疼痛、かゆみ、足のむずむず感などへの透析中の患者の対処行動に対して、支持的態度を示して患者を受容する。

● 透析治療中に患者に声かけを行い、患者が苦痛症状の出現や増悪を訴えやすい雰囲気づくりを行う。

- 疼痛、かゆみ、足のむずむず感などの苦痛症状や、それらに対する対処方法についての知識を提供する。
- 苦痛症状への対処方法が適切に実践できるように指導する。
- 苦痛症状への対処方法を実践した結果を適切に評価できるように指導する（**図1**）[3]。
- 苦痛症状に対して透析治療中にセルフケアが困難な場合は、スタッフに相談するよう指導する。
- 苦痛症状と透析期の治療や養生法（食事療法、生活習慣の改善など）との関連性について説明する。
- 家族に患者の苦痛症状について説明を行い、患者に対して支持的態度をとるよう指導する。

看護問題＃3 介護者役割緊張

1. 情報

O情報
客観的情報
家族構成と役割、家族の健康状態、家族の生活パターン、家族の具体的な介護役割の内容、介護者の表情や言動、患者と家族および家族間のコミュニケーション状況、介護における家族間の協力状況、社会資源の活用状況。

S情報
主観的情報
透析療法や健康管理行動に対する家族の理解度、介護役割を担っている家族の思い（疲労感・負担感・不安感・困難感・介護役割を担うことに対する受けとめ方、患者に対する思いなど）、経済的負担に対する不安、介護者や家族の将来に対する不安、介護に伴い生じている家族の問題。

2. 看護問題

P
問題
介護者役割緊張。

E
原因・誘因
治療食を調理する必要がある（負担や不安）、治療食を指示どおりに調理していても患者自身が指示を守らない、患者が健康管理行動を行わないことに対してケア責任を問われる場合がある、患者の身体機能や認知機能の低下、特定の介護者に過重な負担がかかる、介護者の社会生活が制限される。

S
症状・徴候
介護（治療食の調理を含む）に対して困難感・無力感・不安感・不満感を訴える、疲労や不眠などの体調不良を訴える、社会生活が制限されることに対して不満を訴える、介護者から患者に対する不満や怒りの訴えがある、患者とのコミュニケーションが不足している、患者から介護者に対する不満の訴えがある、医療スタッフに対して陰性感情をあらわにする。

3. 期待される結果

- 介護者が抱えるフラストレーションを言語化して表出することができる。
- 役割遂行が困難となったり、困難感を抱く原因を明確化できる。
- 役割緊張を緩和するための具体的な方策を明確化できる。

4. 援助方法

OP 観察計画

- 家族の構成と役割、家族の健康状態、家族の生活パターン、家族の具体的な介護役割の内容、介護者の表情や言動、患者と家族および家族間のコミュニケーション状況、介護における家族間の協力状況、社会資源の活用状況。
- 透析療法や健康管理行動に対する家族の理解度、介護役割を担っている家族の思い（疲労感・負担感・不安感・困難感・介護役割を担うことに

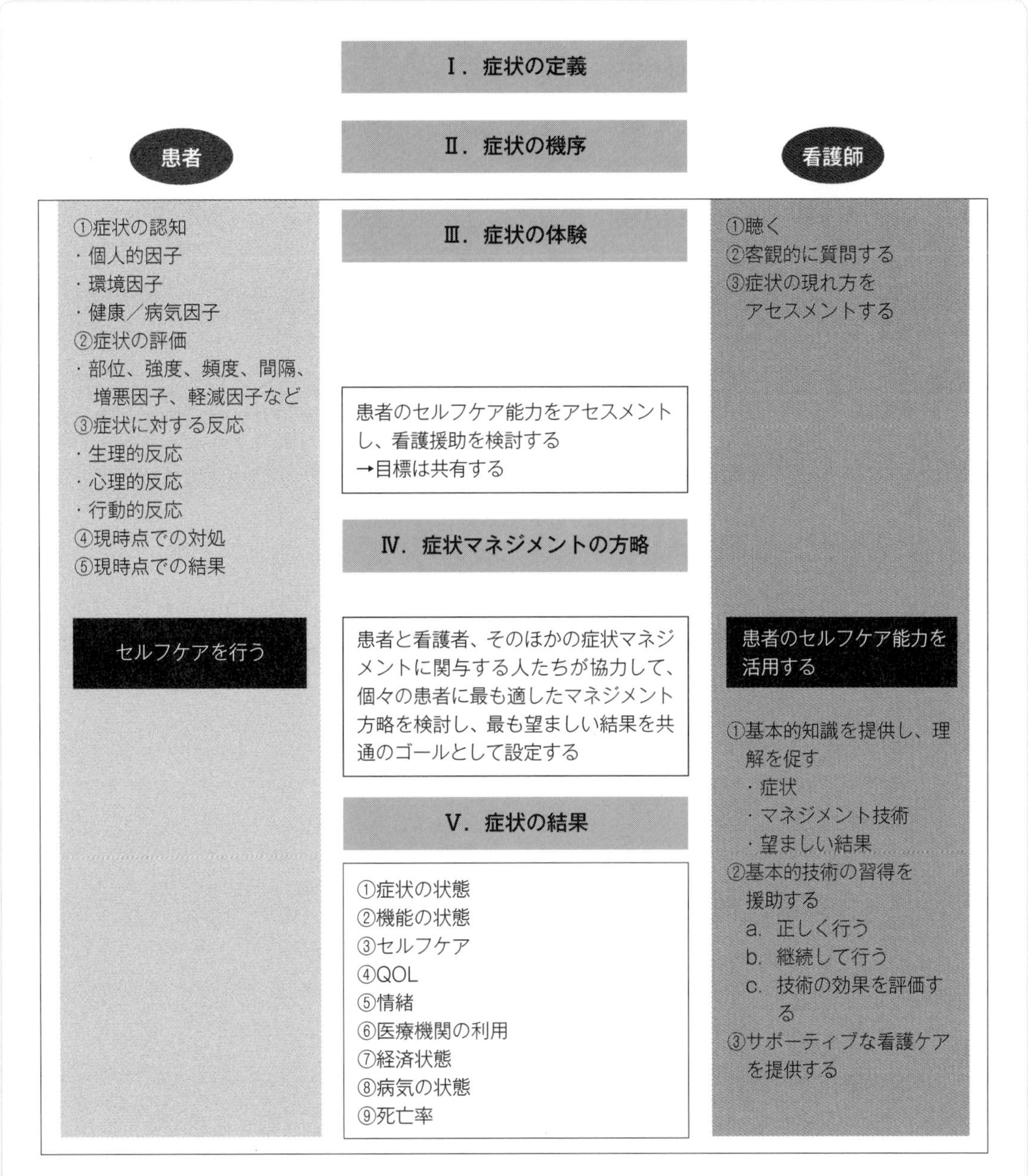

I．症状の定義

II．症状の機序

患者　　　　　　　　　　　　　　　　**看護師**

①症状の認知
・個人的因子
・環境因子
・健康／病気因子
②症状の評価
・部位、強度、頻度、間隔、
　増悪因子、軽減因子など
③症状に対する反応
・生理的反応
・心理的反応
・行動的反応
④現時点での対処
⑤現時点での結果

III．症状の体験

①聴く
②客観的に質問する
③症状の現れ方を
　アセスメントする

患者のセルフケア能力をアセスメント
し、看護援助を検討する
→目標は共有する

セルフケアを行う

IV．症状マネジメントの方略

患者と看護者、そのほかの症状マネジ
メントに関与する人たちが協力して、
個々の患者に最も適したマネジメント
方略を検討し、最も望ましい結果を共
通のゴールとして設定する

患者のセルフケア能力を
活用する

①基本的知識を提供し、理
　解を促す
　・症状
　・マネジメント技術
　・望ましい結果
②基本的技術の習得を
　援助する
　a．正しく行う
　b．継続して行う
　c．技術の効果を評価す
　　る
③サポーティブな看護ケア
　を提供する

V．症状の結果

①症状の状態
②機能の状態
③セルフケア
④QOL
⑤情緒
⑥医療機関の利用
⑦経済状態
⑧病気の状態
⑨死亡率

図1　**症状マネジメントの統合的アプローチ**

パトリシア・J・ラーソン，和泉成子 訳：症状マネジメントのための統合的アプローチ．内布敦子，パトリシア・J・ラーソン 編著，TACSシリーズ
1 実践基礎看護学．建帛社，東京，1999：166より改変して転載

対する受け止め方、患者に対する思いなど）、
経済的負担に対する不安、介護者や家族の将来
に対する不安、介護に伴い生じている家族の問
題、これまでに経験した介護者の役割緊張とそ
の対処法。

TP ケア計画

● 介護者の来院時には積極的に声をかけ、介護の
労をねぎらい、困っていることがあれば相談に
のることを伝えるなどして、安心して話ができ
る雰囲気づくりを行う。

- 連絡ノートなどを用いて、介護者とのコミュニケーションを図る。
- 定期的に介護者と面談を行う。必要に応じて医師、管理栄養士、ソーシャルワーカーにも参加を依頼する。
- 介護者のフラストレーション（困難感・無力感・罪悪感・焦燥感などのネガティブな感情など）を十分に表出し、言語化できるよう傾聴する。
- 表出された介護者の思いに対して、支持的態度を示して受容する。
- フラストレーションの原因が明確化できたらフラストレーションを解消、もしくは緩和するための方策を介護者とともに考える。

EP 教育計画

- 介護者の教育ニーズに応じて、知識の提供を行う。
- 利用可能な社会資源について情報を提供する。
- 患者に対しては支持的に接するように指導する。

引用文献 ⋯⋯⋯⋯⋯⋯⋯⋯⋯⋯⋯⋯⋯⋯⋯⋯

1. 日本腎臓学会 編：慢性腎臓病に対する食事療法基準（成人）. 慢性腎臓病に対する食事療法基準2014年版. 東京医学社, 東京, 2014：1-13.
2. 添田百合子：トランスセオレティカルモデル（変化ステージモデル）とは. 野川道子 編著, 看護実践に活かす中範囲理論. メジカルフレンド社, 東京, 2010：265-281.
3. パトリシア・J・ラーソン, 和泉成子 訳：症状マネジメントのための統合的アプローチ. 内布敦子, パトリシア・J・ラーソン 編著, TACSシリーズ1 実践基礎看護学. 建帛社, 東京, 1999：163-174.

第3章

CKD各ステージ別にみた患者のからだ・こころ・社会への影響

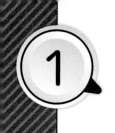

正常から高度低下

緑（G1A1、G2A1）　黄（G1A2、G2A2、G3aA1）
オレンジ（G1A3、G2A3、G3aA2、G3bA1）

a 腎臓病と初めて言われたときの からだ・こころ・社会への影響

松元智恵子

継続受診が必要な理由

1. CKDは心血管疾患や死亡のリスクを 上昇させる

「新・国民病」とされている慢性腎臓病（CKD）は、成人の8人に1人が発症するといわれている。特に高齢者での有病率は高い。また、CKDは心筋梗塞や脳卒中、心不全などの心血管疾患（CVD）や死亡のリスクを上昇させることが、国内外の多くの臨床研究より示されている。

日本腎臓学会編集の『エビデンスに基づくCKD診療ガイドライン2018』においては、「健診受診時に尿蛋白1＋以上の受診者は－や±の受診者と比べて末期腎不全（ESKD）に至るリスクのみならず、心血管死や総死亡のリスクも高いことが示されている。医療機関での診療を受けることにより、これらのリスクを軽減できる可能性があるため受診が推奨される」[1]としている。

eGFR正常群において、心血管死のハザード比は、尿蛋白－に比べて±で1.47、1＋で1.88、2＋以上で2.44といわれている[2]。これは、尿蛋白－に比べて±のほうが心血管死のリスクが1.47倍高くなるということであり、1＋で1.88倍、2＋以上で2.44倍高くなることを意味する。末期腎不全のハザード比も、尿蛋白－に比べて±／1＋で2.5、2＋以上で38と、心血管死と同様に尿蛋白が増えるにつれて末期腎不全への移行が高くなるという結果が示されている[3]。

そのため、日本では学校や職場、一般住民を対象にした健診などで検尿が行われている。健診で尿蛋白1＋以上の患者を医療機関に受診させることで、予後を改善させることができるという直接的なエビデンスはないとされているが、検尿結果で早期に医療機関を受診させることにより、腎疾患、生活習慣病、心血管疾患の早期発見・早期介入が行われ、発症予防や長期予後の改善につながる可能性があるといわれている。一度でも尿蛋白＋と指摘され、メタボリックシンドロームや血糖値が高め、もしくはすでに糖尿病と診断されている場合は、定期的に尿蛋白や腎機能を評価することが大切となる。

2. CKDの原因と発症・進行の予防

CKDの原因としては、慢性糸球体腎炎や遺伝性腎疾患のように腎臓に生じた炎症によって引き起こされる腎炎と、糖尿病などの全身の疾患により糸球体に障害を起こすものがある。また、CKDの進行を促進する因子としては、原疾患の悪化や加齢、喫煙などが挙げられる。しかし腎臓は「がまん強い臓器」といわれるように、体の中の環境を常に一定の状態に保つよう黙々と働き続け、腎臓の機能が低下しても、かなり悪化してからでなければ症状は出現しない。通常は、腎機能が50％程度低下したころから症状が出るといわれている（**図1**）[4]。そのため、CKDの発症や進行

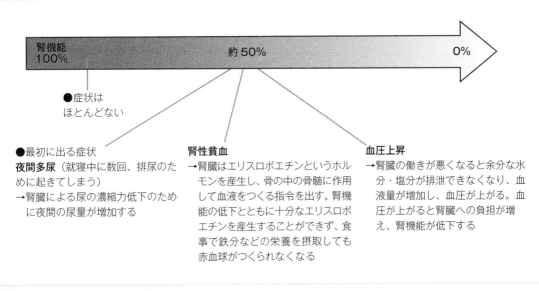

図1 腎機能の低下と主な症状

日髙寿美:腎障害の症状. 小林修三 監修, 日髙寿美 編, まるごと図解 腎臓病と透析. 照林社, 東京, 2017:30より引用

を予防するためには、定期的な尿や血液による検査を行い、早期発見や進行度を確認しなければならない。

また、原疾患の治療を行いつつ、促進する因子を取り除くことが求められる。食事、喫煙などの生活習慣を変えていくことは容易でないことも多く、さまざまな支援が必要とされることもある。定期的な医療機関への受診でCKDの状態を評価しつつ、普段の努力の成果を確認し、時には軌道修正を医療者とともに行いながら療養していくことが必要となってくる。

腎臓病と初めて言われたときのからだ・こころ・社会への影響

「腎臓病」と初めて言われたときのからだ・こころ・社会への影響について**表1**に示す。eGFRのデータから「あなたは腎臓病です」と医師から初めて言われる人のなかには、潜在的に腎臓病が進行していて「すぐに透析導入が必要です」と言

われる人もいる。

しかし、本稿での対象者は主にCKDステージG2〜G3aの人たちであるので、透析導入はまだ先の人が、医師から初めて「腎臓病」と診断名を告げられた直後と、一定期間を経過した人の思いや経験の特徴について説明する。

【①何のことかわからなかった】

自覚症状もなく、いままで健康診断でも異常がなかったため、腎臓病と医師から言われても何のことを言っているのかわからなかったり、腎臓病になるとどうなるのかわからなかった、などの気持ちを意味する。

腎臓が2つあることを知らない人もいたり、尿をつくる以外にどのような役割を果たしているのか知らない人は多く、腎臓は人によってはあまりなじみのない臓器ともいえる。ほとんどの人は、「糖尿病」や「尿に糖がおりる」という言葉は知っていても蛋白尿やCr、eGFRという言葉は聞いたことがない場合が多く、「将来、透析治療を導

入することになる場合もある」と言われても、自分のこととして受け止められない人もいる。

【②以前から想定していたこと】

前述のように、【何のことかわからなかった】と言う人がいる一方で、「腎臓病」を指摘されても想定内の出来事として冷静に受け止める人もいる。

診断がつくまでの経緯を振り返ってみると、これまで罹患した病気、病院にかかったとき、もしくは健康診断の際に尿蛋白を指摘されていた経験がある人などが多い。また、現在ではさまざまな情報ツールがあり、自分の身体の変化や検査結果から自分自身で調査し、ある程度の予測を立てた状態で受診されている。

【③前向きに受け止める】

「腎臓病がみつかったのが早い時期でよかった」という思いをもち、これからうまく腎臓病と付き合っていこうとしていることを意味する。

上記の【以前から想定していたこと】という思いを有している人もいるため、CKDステージG1A1〜G3bA1の場合、ステロイド治療や食事療法等について、【前向きに受け止める】という思いをもつ人がいることも特徴である。薬剤による二次性の膜性腎症を有する患者などは治療成果に期待している。また、難病であるIgA腎症を診断された患者においても、いまの状態を維持することを目標として治療に臨んでいる人もいる。

【④透析に対する不安】

腎臓病を指摘されると同時に、「透析」に対する不安をもつことがあるということを意味する。

前述のように、腎臓病と診断されたことを冷静に受け止め前向きに治療に臨む一方で、「腎臓病＝透析」という認識をもつ人もいる。透析治療を受けている人の話を耳にすることで、透析を受けながら生活することの大変さを具体的に想像している。

しかし、腎臓病が悪化すると透析になるということを理解していない人もいる。そのような人は、「透析になったら大変」「人生終わり」など漠然とした【透析に対する不安】をもっている。

【⑤治療の副作用に対する不安】

慢性腎臓病の治療に伴い、副作用が生じることへの不安をもつことがあるということを意味する。

例えば、膜性腎症やIgA腎症などと診断されて、これからその疾患の代表的な治療である副腎皮質ステロイドの投与を受ける人は、副腎皮質ステロイドの副作用に対する不安をもっている。特に、薬剤による糖尿病の発症については、インスリン治療をしている人の苦悩を聞いている一方、治療期間中に空腹感に悩まされるという体験をもっていることが多い。

【⑥医療者の指示を守る】

腎臓病をいま以上悪化させないように、医療者の指示を従順に守ろうという気持ちになることを意味する。

腎臓病を指摘された時点で、医師から病気に対する説明が行われる。その後、医師や栄養士、ならびに看護師から食事や運動など生活に関する注意事項が話されるとともに、栄養指導の受講を勧められる。そのため、塩分制限や蛋白質の取り方など、工夫しながら実践していこうという気持ちになる。不明点や疑問点などについて外来受診の際に医師に質問したり、入院時の病院食のメニューや味付けなどを参考に対処している。

【⑦腎臓に負担がかかるような無理な生活はしない】

医療者からの食事管理などの指示以外にも、自己の生活のなかで腎臓への負担を軽減するよう気を使いながら生活をしていることを意味する。

この時期は、腎臓病によるからだへの著明な影響を体験している人は少ない。しかし、疲れをためないよう意識的に休養をとる、インフルエンザの予防接種は必ず受けて感染予防に努めるなど、腎臓病が悪化しないように無理な生活を避けている人もいる。なかには、就業形態の変更など周囲の人たちからの配慮を受けている人もいる。

【⑧今後の見通しから人生設計を考える】

今後、腎臓病と付き合いながらの生活となることで、これまでの人生観を見つめ直す、もしくは初めて見つめる機会としていることを意味する。

前述のとおり、「がまん強い臓器」である腎臓は、腎機能が50%程度低下して初めて腎臓病の症状が出現する。これまで病気とは関係のない生活をしてきた人が、腎臓病という慢性疾患を診断されたことで、疾病とともに生きること、また今後の経過や見通しをふまえて自分の人生設計を見直す機会としている。

健康な状態でからだやこころの不調がなく日常生活を送れているときは、自分のからだやこころに向き合うことは少なく、永遠にこの生活が続くと思っている。しかし、疾病を発症し、その疾病とともに生きること、その先に死を意識したことで、死生観も含めたこの先の人生設計を見直すこととなり、客観的に自己を見つめる。これは、生活背景として家族や仕事関連の人たち等とのかかわりある生活をしていることから、一人の問題としてとらえているのではなく、かかわる人たちへの影響も含めた問題としてとらえている。

表1 腎臓病と初めて言われたときのからだ・こころ・社会への影響

腎臓病と初めて言われたときのからだ・こころ・社会への影響	例
①何のことかわからなかった	● 健康診断で腎臓が悪いと指摘されたけど、何のことかわからなかった。一時的になんか調子が悪いだけだと思った ● 腎臓って気にしたこともなかった。おしっこはいつも通り出ているし、検査間違いだと思った
②以前から想定していたこと	● 3年前に健康診断があって、そのときに尿結石とか微量に出て、「うそだろ?!」って思ったんだけど。その翌年にも出たんで、ちょっと待てよ、万が一腎臓病だったら透析ってことがあるから、それだけはなりたくないと思ったんで、泌尿器科にかかろうと思って ● 風邪が治りにくかったり、ノロウイルスに感染したときに治りが遅いな、といった感覚はあったので、ちょっとした自覚症状はあったので、こういうことなのかなって感じはして。10年前に腎盂腎炎っていう病気をしたときに、腎臓の機能がちょっとよくないという話はもらっていて、それから10年くらい経って、「ああ、あれから続いているのかな」って。健康診断とかで、蛋白尿、最初は血尿で引っかかったりすることもあって。そういう意味では、数値として徐々に出てきてはいたっていうのがあったので
③前向きに受け止める	● もちろん、治療しながら、食事療法しながらで大変だとは思いますけど、やっぱり目標ができていれば、そこまで生きる努力が逆に自分でできるなって思っています ● 治すことにまっしぐらです

(次頁につづく)

④透析に対する不安	● 人工透析をしている友達がいて、一生の終わりって言っていたのを覚えていて。私も一生の終わりだと思ってあわてました
	● 放っておくと透析になってしまうからと。だから、いま治さなければ大変なことになるって言われて。もうびっくりしました。人工透析って。えーって。これは治さなきゃと思って
⑤治療の副作用に対する不安	● 11も副作用があるんですよ。こんなにあるんですかって言ったら、どれが出るかわかりませんって言われて。いちばん怖いのは血糖が上昇する糖尿病だって言ってました。夜も眠れなくて、寝られても4〜5時間程度。皮膚も弱くなって、先生も「あざができやすくなる」と言ってました
⑥医療者の指示を守る	● 食べてはいけないものは言われたんですけれども、それ以外は特に。病院食が塩分6g以内に抑えてますよっていう説明は受けたので、普段も6g以内に抑えないといけないのかなって思っています
	● 先生から「塩分を控えなさい」と言われて。最初の入院のときに「塩分を控えないとこうですよ、ステロイドを入れるとこういう糖尿病とかいった症状が出ますよ」と言われて、そうなんだ、と。これはまずいと思って、ネットでも調べたりして、本を買って食事療法でどうのこうの、カリウムがよくないって書いてあって、徹底して次の入院までやったんです。先生にこうやってきましたと言ったら、「それはやりすぎだよ」と言われて
⑦腎臓に負担がかかるような無理な生活をしない	● ある程度自分のからだの管理はしますけども。自分が、からだがきついなーってときは仕事を手抜きするんです。きついなってときややりたくないときは、オン・オフを結構はっきりしちゃうんで
	● 残業をしないように、ちょっと調整してくださっているので、いままでよりもからだの負担がないようなかたちで仕事をしているんですけれども
⑧今後の見通しから人生設計を考える	● 先生からは難病って聞かなかったかな？　ネットで調べて、10年後には15%、15年後には37%の確率で腎不全を起こす。10年後ってことは78歳、78歳で15%、まあそんなないか。じゃあ俺は83歳くらいで透析が始まるのか？　っていう感じ。僕にとってはよかったんですよ。死生観ができた。自分の人生に対して、ここからが危なくなるんだよって。例えば、83歳ってところにリミットをおいといて、とりあえずこれから先15年間、もちろんこの仕事がずっと続く……。女房とも老後の楽しみがあって。いろんな部分の設計が逆にできるっていう

腎臓病と初めて言われたときのからだ・こころ・社会への影響をふまえた看護支援

■ 1. 腎臓病と初めて言われた患者への看護支援

　腎臓病を指摘されたときの患者の思いとして、【何のことかわからなかった】という思いを抱く人がいる。CKDの初期はあまり症状がみられず、尿検査で蛋白尿を指摘されることから始まることが多い。しかし、腎臓について、ましてや腎臓病について知らない人も多く、自分のこととして受け止められない人もいる。このような人たちへの支援は、自覚症状と意味づけをすることは困難で

あるため、腎臓の働きと検査データ、そして悪化すると透析になることなどをていねいに、そして何度も繰り返して説明する必要がある。また、このような思いをもつ人は、腎臓病であることの受け入れが難しいことが多いため、対象者の気持ちをまずは聴く支援から始めていく。

　CKDステージG3以上では、専門医との連携が必要となってくる。ステージによってはすみやかな専門医の受診を勧められるため、確実な受診につながるよう説明を行う。

　一方、【以前から想定していたこと】という思いを抱き、「やっぱり腎臓病なんだ」と確信を得る人もいる。このような人は、腎臓病であること

を比較的受け入れやすい反面、【透析に対する不安】を強く抱くこともある。患者によっては【以前から想定していたこと】と思いながらも、家庭や仕事の事情を理由に受診がすみやかにできなかったり、【透析に対する不安】から専門医への受診行動を躊躇する場合もある。そのため、患者の思いを傾聴し、患者の気持ちに寄り添いながら、早期に受診できるようにかかわっていくことが必要となる。

専門医の受診を行い、すぐに透析という状況ではないことを聞くことにより【前向きに受け止める】【医療者の指示を守る】【腎臓に負担がかかるような無理な生活はしない】といった、「腎臓病とともに生活すること」への意識が芽生えている。この気持ちを継続できるよう、定期受診の際には患者のがんばりを認め、困りごとにはていねいに対応していくことが必要となってくる。患者が塩分制限などに気をつけていても、成果が見えず明らかな症状もないことにより、時間とともに元に戻ってしまうこともある。また、生活のなかに新たな習慣として組み込むことが容易でないことも多いため、患者の生活背景をふまえて実行可能なことから始められるよう、継続的にかかわっていくことが必要となってくる。

2. 治療開始後の看護支援

さらに、治療が開始されると新たな課題が出現してくる。本来の疾病の治療に専念できるよう、また副作用の早期発見のために、観察および適切なかかわりをしていく必要がある。【治療の副作用に対する不安】は、特に副腎皮質ステロイド使用による糖尿病発症への不安を訴えることがある。過食をがまんすることのつらさとともに、「糖尿病になったらどうしよう」「インスリン注射などできない」などと話される。この場合、薬の減量とともに過食・空腹感などの症状は軽減されることを患者に説明していくことで安心する場合があ

る。しかし、境界型の糖尿病がある場合や過食などの症状に対して節制ができない場合は糖尿病を発症することもあるため、生活上の困難な状況などに対して寄り添いつつ、共に考えていく姿勢が必要である。

3. 慢性状況におけるケアの焦点

慢性状況におけるケアの焦点は、「治癒（cure）」ではなく、「病気とともに生きること（living with illness）」である。慢性性における看護は「クライアントが病みの行路を方向づけることができ、同時に生活の質を維持できるように援助すること（支援的援助：supportive assistance）」にある[5]。【今後の見通しから人生設計を考える】患者は、腎臓病と診断された時点で自ら自分の病気の見通しについて検索し、医師からの説明以外にも情報を得て、自己の死生観も含めた人生設計を編み直している状況である。この場合、患者自身で情報を収集し検討していくことができる場合はよいが、自ら情報を得ることができない、理解が十分でないなどの際は、医療者として適切な情報を提供し、患者自身が自分の問題としてとらえられるようにかかわっていく必要がある。

このほかに、CKDであることを認識しないまま療養している患者もいる。特に、糖尿病をもった患者にみられることが多い。糖尿病の3大合併症の一つとしての糖尿病性腎臓病は知っているものの、初期の段階では腎臓病を発症していると認識している人は少ないこともある。現在は、糖尿病性腎症2期以上の患者を対象に「糖尿病透析予防外来」を実施している医療施設も多くなってきている。このような専門外来に受診を勧められて、初めて認識することも少なくない。糖尿病に対する教育内容においては、糖尿病性腎症に対する生活指導も含まれていることも多く、すでに生活のなかに取り込んでいる人もいる。しかし、自分のからだの変化と検査データを合わせて理解できる

ようにしていくことは必要である。初期の段階から、無症状でありながらも自分のからだに起きていることを客観的に管理できるようにしていくことは、腎臓病だけでなく、発症の要因となった糖尿病の管理においても必要である。

事例紹介：Aさん、30歳代、女性
血尿や尿蛋白の数値が上がり、IgA腎症と診断された

Aさんは、以前より血尿や蛋白尿を指摘されていたが、ときどきであったためそのままにしていた。しかし、ここ2〜3年で数値が高くなってきたため近医を受診したところ、大学病院の腎臓内科への受診を勧められた。検査の結果、IgA腎症の診断がついた。

このときAさんは、「いきなり腎臓悪いよって言われてびっくりすることはなくて。健康診断とかで、蛋白尿——最初は血尿で引っかかったりすることもあって、そういう意味では数値としては徐々に出てきたというか……」と腎臓病を指摘されることを、【以前から想定していたこと】として語った。そして、インターネットなどを通して、治療していた人のブログや、ほかの医療機関の治療成績などを自分自身で調べ、病気への理解を深めていた。

その後、副腎皮質ステロイド治療が開始となり、短期入院を繰り返す生活となった。治療が開始して不安なことや困っていることなどないか問うと、Aさんから「いま治療できていることで、ちょっとラッキーだったなっていうふうに思っていて。早めに治療が始まれば、いい状態の腎臓の部分もちょっと残るのかなって。いまがんばれば次につながるっていう、ちょっと前向きなほうなのかなって自分で思っています」と【前向きに受け止める】言葉が聞かれた。

生活上の注意などについては、「食べてはだめなものとかは言われたんですけども。病院食が塩分6g以内ですよという説明は受けたので、普段も6g以内に抑えないといけないかなって思っています」「働いていると、お昼ご飯が外食になってしまったりして塩分を摂ってしまうので、その代わりに朝晩をいままでよりはちょっと少なめになるような食べ物にしたりしています」と【医療者の指示を守る】行動を語っていた。また、「いままでは1か月に40〜50時間くらい残業していたんですが、会社のほうで残業をしないように配慮してくれたり、夜勤を減らしてくれたりしています」など、【腎臓に負担がかかるような無理な生活はしない】よう勤め先にも現在の状態を報告し、配慮を受けられるように努めていた。

事例紹介：Bさん、60歳代、女性
関節リウマチでブシラミン1年内服後、膜性腎症（ブシラミン腎症）と診断された

Bさんは、関節リウマチで整形外科に通院中であった。メトトレキサートカプセルを内服していたが、食欲不振、体重減少が出現し、近医に相談したところブシラミン錠へ変更となった。その後、むくみが出現し、1年ほど経過したころに泌尿器科に受診した後、腎臓内科を紹介されて膜性腎症（ブシラミン腎症）と診断された。

Bさんは、診断がついたときの思いを「先生は、腎臓がすっかり壊れてしまってお手上げ状態で、まるっきり働かなくなってしまって、放っておくと透析になってしまうから、と。だから、いま治さなければ大変なことになるって言われて。あーん、人工透析って聞いて、もうびっくりしました。人工透析って。えーって。人工透析をやっている友達がいて、"一生の終わり"と言っていたのを覚えていて、私も一生の終わりだと思ってあわてました」と、【透析への不安】として語っていた。そしてそのあと、「ここにきて本当に助かりました。薬を今年いっぱい飲んでいけば、最大6錠から始まって徐々に減っていって、半分の量になっ

たら終了になるって言われました。だから覚悟はしています。先生にそれで治りますかって聞いたら、治りますと言ってくれたんで」と医師からの説明によって、回復への安心感や透析を回避することのできる安堵感から【前向きに受け止める】姿勢となっていた。

その一方で、治療として始まった副腎皮質ステロイドの副作用については、「先生から食べ過ぎだと言われました。『背中やお腹にお肉がつくよ、顔はアンパンマンみたいになるから』と言われて」「いちばん怖いのは血糖の上昇と糖尿病だと言われました」と医師からの説明を受けていた。それに対して、「入院したときに同じ病気で3回目の方がいて。『血糖が高くなって』って言っていました。1日3回もインスリンを打っていたんです。いまも通っているんです。プレドニンって怖いですね。でも食欲がすごいんです」と【治療の副作用に対する不安】を語っていた。話を傾聴しながら、副腎皮質ステロイドの服用が終了すれば副作用も治まってくることを伝え、現在出ている空腹感や過食に対する対処法を一緒に考えた。

患者の発言例や事例は、獨協医科大学埼玉医療センター 令和元年度第3回看護部倫理審査委員会で承認（承認番号 看1912）を得て患者へのインタビューをもとに収集したものと、看護師による経験的なものを織り交ぜて、個人が特定されないように加筆・修正したものである。

引用文献

1. 日本腎臓学会 編：エビデンスに基づくCKD診療ガイドライン2018. 東京医学社, 東京, 2018.
2. Chronic Kidney Disease Prognosis Consortium：Association of Estimated Glomerular Filtration Rate and Albuminuria With All-Cause and Cardiovascular Mortality in General Population Cohorts: A Collaborative Meta-Analysis. Lancet 2010；375（9731）：2073-2081.
3. Tonelli M, Klarenbach WS, Lloyd MA：Higher Estimated Glomerular Filtration Rates May Be Associated With Increased Risk of Adverse Outcomes, Especially With Concomitant Proteinuria. Kidney Int 2011；80：1306-1314.
4. 小林修三 監修, 日高寿美 編：まるごと図解 腎臓病と透析. 照林社, 東京, 2017.
5. 佐藤栄子 編著：事例を通してやさしく学ぶ 中範囲理論入門. 日総研, 名古屋, 2005.

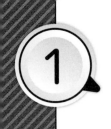

正常から高度低下

緑（G1A1、G2A1）　黄（G1A2、G2A2、G3aA1）
オレンジ（G1A3、G2A3、G3aA2、G3bA1）

b 血圧管理が必要な人の からだ・こころ・社会への影響

石川　恵

血圧とは

血圧とは、心臓から血液が押し出されるときに血管内に生じる圧力のことをいい、一心拍ごとに変動する。また、循環生理動態、精神状態や身体活動、体位などによって変わる日内変動や、日によって変わる日間変動、外来受診ごとの変動、気温などの環境から影響を受ける季節変動、加齢と関連した経年的変化など、さまざまな因子に関連してその値は変動する。

腎臓の場合には、腎機能低下をきたすとナトリウム排泄能が低下し、水分貯留が起こり、血液量が増加し、血圧が上昇する。すると、糸球体濾過の障害による尿蛋白が出現し、糸球体内圧の上昇、動脈硬化（糸球体硬化）をもたらし腎血流が阻害されやすくなるため、血管への抵抗が増加し、さらなる腎機能低下が助長される。

したがって、高血圧は腎機能低下の増悪因子で

あるとともに、腎機能低下が高血圧の原因そのものとなる。よって、慢性腎臓病（CKD）における降圧の意義は、CKD進行を抑制し、末期腎不全（ESKD）への進展を防止ないしは遅延することにある。また、CKDは心血管疾患（CVD）発症のリスク因子であるため、CKDの進行が抑制されることは心血管疾患の発症・進展を抑制することにある。

一般的に、高血圧は収縮期血圧が140mmHg以上、拡張期血圧が90mmHg以上のことを指す。しかし、CKDにおける降圧目標において一般と同様の目標にあるのは、非糖尿病蛋白尿陰性であるCKD患者のみである。『エビデンスに基づくCKD診療ガイドライン2018』では、非糖尿病蛋白尿陽性である場合、また糖尿病合併であるCKDの場合も、降圧目標は収縮期血圧130mmHg未満、拡張期血圧80mmHg未満となっている（**表1**）[1]。しかし、75歳以上の高齢CKD患者の場合、起立性低血圧

表1 CKD患者への降圧療法

		75歳未満	75歳以上
糖尿病（−）	蛋白尿（−）	140/90mmHg未満	150/90mmHg未満
	蛋白尿（＋）	130/80mmHg未満	150/90mmHg未満
糖尿病（＋）		130/80mmHg未満	150/90mmHg未満

・75歳未満では、CKDステージを問わず、糖尿病および蛋白尿の有無により降圧基準を定めた。
・蛋白尿については、軽度尿蛋白（0.15g/gCr）以上を「蛋白尿あり」と判定する。
・75歳以上では、起立性低血圧や急性腎障害（AKI）などの有害事象がなければ、140/90mmHg未満への降圧をめざす。

日本腎臓学会 編：エビデンスに基づくCKD診療ガイドライン2018. 東京医学社，東京，2018：24より引用

などの有害事象を懸念し、糖尿病合併やCKDステージに限らず、降圧目標は収縮期血圧150mmHg未満、拡張期血圧90mmHg未満となっている。

なお、CKDにおける降圧の進め方は、減塩などの生活習慣是正はもとより、薬物療法においては原則としてACE阻害薬かARBを第一選択として用いる。降圧における下限については、基準以上に降圧したことにより心血管疾患および末期腎不全発症が有意に増加したなどの複数の報告から、すべてのステージにおいて収縮期血圧110mmHg未満の降圧は望ましくないとされている[2]。積極的な降圧による脳や心臓などへの血流低下をきたしていないか、起立性低血圧や狭心症症状などの発言に注意を要する。

血圧管理が必要な人の からだ・こころ・社会への影響

血圧管理が必要な人のからだ・こころ・社会への影響を**表2**に示す。

血圧管理が日常生活に与える主な影響として、【①血圧は体の元気のバロメーター】【②高血圧時の血管病変への不安】【③高血圧の原因特定が困難】【④高血圧時の治療行動の追加】【⑤高血圧時の入浴への配慮】【⑥血圧の値で振り回されたくない】【⑦降圧薬服用への安心】の7つの特徴がある。

【①血圧は体の元気のバロメーター】

この特徴は、血圧の値を自らの日々の体調の良し悪しのありさまととらえていることを意味している。正常値であれば漠然と元気であるととらえ、異常値であれば自覚症状がなくとも体の異変が起こっているととらえることがわかる。これは、血圧測定器が医療・福祉・保健機関だけでなく、最近では公共機関や入浴施設などにも置かれるようになったことで、健康への意識が高まっただけでなく、血圧がより身近になったことから由来すると考える。

このとらえは、CKDを発症する以前より抱いている場合が多く、CKD進展を予防するために自らの血圧値を適切に判断する過程に影響すると思われる。

【②高血圧時の血管病変への不安】

血圧が高値を示した際に、血管病変を発症しないかと抱く恐れである。不安そのものが強い動機づけと作用し、日常的な血圧管理のありさまを左右させうる。

【③高血圧の原因特定が困難】

血圧が高値を示した際に、なぜ高値となったのか原因を自ら特定することができない状態である。先述した【①血圧は体の元気のバロメーター】では血圧の値によって自らの日々の体調の良し悪しを日常的にとらえていたが、なぜ値が変動するのかに関しては適切に判断できる情報を得ることができていない。

治療中の高血圧患者を対象にした高血圧に関する認識を調査した研究では、高血圧時に糖尿病や腎臓病の進行の可能性もあると認識する人は、全体の2割にとどまっていたことが報告されている[3]。

このように、血圧はより身近であるが、その値が異常を示した際の正確な判断は容易ではないことが推測される。そのため、【②高血圧時の血管病変への不安】がさらに助長され、その後の患者の血圧管理の行動へ影響を及ぼす。

【④高血圧時の治療行動の追加】

血圧が高値を示した際に、夜間診療所に行く、

薬を追加するなど降圧を図るための患者の自主的な行動である。血圧が高値を示した原因を適切に判断し、正しく行動がとれている場合もある。しかし、先述した【②高血圧時の血管病変への不安】が増強し、不安を解消する目的も含み至った行動と考える。その行動そのものがその後の血圧管理、そして日常生活にも影響を及ぼしうる。

【⑤高血圧時の入浴への配慮】

血圧が高値を示した際に、それ以上血圧が上昇しないようにする患者の自主的な行動である。これは、冬季の入浴時の一時的な血管収縮など、血圧に関するマスメディアによる注意喚起から影響を受けていることもある。

このことから、気温の血圧への影響に関する情報は、一般的に得られている可能性が高いことがわかる。

【⑥血圧の値で振り回されたくない】

血圧値の変動によって自らの気がかりが増え心理的負担となったことから、それを防ぐために血圧値を過剰に気にすることを避けたいという思いを指している。先述した【②高血圧時の血管病変への不安】が助長された結果至った思いである。一種の逃避とも思われ、より血圧に関する適切な療養行動がなされない一因となることが推測される。

表2 血圧管理が日常生活に与える影響

血圧管理が日常生活に与える影響	例
①血圧は体の元気のバロメーター	● 血圧がいいと元気なんだなと思うし、悪いとどっか悪いんじゃないのかとかって思っていた。そういうのってバロメーターっていうのかしらね。そういう感じ
②高血圧時の血管病変への不安	● 友達が脳梗塞とか心臓とかやっちゃって、それがあるから血圧が高いのは心配なのよね
③高血圧の原因特定が困難	● あれ？ こんなに高いってなって、しょっちゅう測るようになって ● プールで泳いだ後血圧を測るんだけど、それで測ったら200いくつあって、あれー、わたしだけこんなに高いんだけどってなって ● それで血圧で何回も診療所に行ったよ
④高血圧時の治療行動の追加	● 血圧が200いくつとかが続いちゃって、夜間診療に何回か行った ● いつも、200を超えたら薬をもらってきて飲むようにしているの
⑤高血圧時の入浴への配慮	● 冬とか、怖いときはお風呂に入らないの。お風呂で倒れたらどうしようって
⑥血圧の値で振り回されたくない	● 高いときもあれば低いときもあるし、食べた物もそうだけど、ストレスだってあるでしょ？ ● 振り回されちゃう人は真面目なんだと思うよ。そうするとまたどんどん病気が悪くなっちゃって ● 病は気からって、病気になっちゃうし
⑦降圧薬服用への安心	● いま何種類も飲み薬飲んでいるけど、数値が正常ならば必要だし、飲むのは全然苦にならないから続けられる ● もう長年飲んでいるから全然 ● 血圧も普通にしていれば、薬が合ってるんだと思うんだけど、その一粒でなんとかなってるから ● 薬を飲んで、それが合っているならそれでいいかなって

【⑦降圧薬服用への安心】

高血圧の血管病変への不安はあるものの、降圧薬さえ服用していれば不安は解消されるという思いを表している。先行研究において、高血圧患者の4割が「服薬をしているので安心」だと答えていることから、この内容と一致する[4]。先述した【⑥血圧の値で振り回されたくない】という特徴から、降圧薬さえ服用していれば、血圧に関するより適切な療養行動をしなくてもよいという思いに影響していると思われる。

血圧管理が必要な人のからだ・こころ・社会への影響をふまえた看護支援

血圧管理が必要な人のからだ・こころ・社会への影響として、7つの特徴がある。これらの特徴から、日々の生活行動を患者自身が正確にとらえる必要がある。

そのツールとして、家庭内血圧測定が最も簡便にできる方法である。先行研究では、高血圧患者のうち7割が家庭用血圧計を所有しているが、そのうち「不定期測定」もしくは「測定せず」と回答した人が7割いたことが報告されている[4]。

高血圧患者のなかには、診察室血圧は高値であるが診察室外血圧は正常を示す白衣高血圧や、診察室血圧は正常であるが診察室外血圧は高値を示す仮面高血圧がある。受診時のみならず診察室外で血圧測定を行う必要性は高い。

測定のタイミングは、日内変動を考慮し起床時と就眠前がよりよいため、看護師はそれらを含めて家庭内血圧の測定方法を指導することが望ましい（**表3**）。さらに、値の記録方法を説明し、受診時に記録物を持参してもらい、体調や検査結果と関連させながら患者と療養生活を振り返ることで、患者自身が主体となり自らの身体に関心をもち、正確に療養行動のあり方を考え、実施できるよう支援を行う必要がある。

また、【降圧薬服用への安心】という特徴から、家庭内血圧測定の記録を用いた患者とのかかわりのなかで、降圧薬に頼るだけでなく、療養行動の改善という点でも患者が変容できるよう支援を展開する必要がある。

さらに【血圧は体の元気のバロメーター】とい

表3　家庭血圧の測定方法

測定器	● 上腕式タイプの血圧器計
測定方法	①静かで適当な室温の環境 ②背もたれつきの椅子に足を組まずに座って1〜2分の安静後 ③会話を交わさない ④カフの位置を心臓の高さに維持する
測定回数	● 1日2回が原則 ①朝（起床後1時間以内） ②晩（就寝前） ● その他、医師の指示による（服薬前など）
注意事項	● 測定前に喫煙、飲酒、カフェインは摂取しない

日本高血圧学会 高血圧治療ガイドライン作成委員会 編著：高血圧治療ガイドライン2019. 日本高血圧学会，東京，2019を参考に作成

う特徴からも、もとより血圧に関心は高かったが適切な情報が得られなかったため、誤った判断もしくは療養行動へと至っている場合も少なくないと思われる。その場合には、患者の血圧への関心の高さを賞賛し、認めることも重要となる。そして、より健康になるためにはどうしたらよいのかという観点で、いままで患者が行ってきた一つ一つの療養行動を振り返りながら、適切な情報提供を行う必要がある。

　最後に、患者の血圧への関心の高さがあるからこそ、今後のよりよい血圧管理が可能になることを伝え、患者の自信を強化することも重要である。

事例紹介：Cさん、70歳代、女性
２型糖尿病が原疾患で糖尿病性腎症３期、降圧薬内服治療、家庭内血圧測定を実施している

　Cさんは医師の診察後、看護指導室にて「血圧の薬も飲んでいてね、血圧が200いくとかが続いちゃって夜間診療に何回か行った」「気持ち悪いとか目が回るとか自覚症状はないんだけど、夜測って、あれ？　こんなに高い？　てなって、しょっちゅう測るようになって。あれー、わたしだけこんなに高いんだけど、てなって」と語った。なぜそこまで血圧のことが心配になるのか尋ねると、「友達が脳梗塞とか心臓とかやっちゃって、それがあるから血圧が高いのは心配なのよね。それに私、腎臓のこともあるからね」と語った。これは、【高血圧時の血管病変への不安】の特徴を表している。Cさんは、友人らが心血管病変を発症したことや、普段、医師から診察で「腎機能低下のために高血圧は予防するように」と言われていたことから、心血管病変や腎機能低下に対して高血圧はリスク因子となることを理解できていた。

　しかし、いざ高血圧となると、何度も血圧測定を行う、診療所に行くなどの原因を探索しつつ安心を得ようという行動がなされていた。これは、【高血圧時の血管病変への不安】が増強し、【高血

圧時の治療行動の追加】へと至ったことを表している。思い当たる生活行動はないかと問うと、「暑くなってくると下がるの、だから冬とか、怖いときはお風呂に入らないの、お風呂で倒れたらどうしようって」と気温の変化による血圧変動について語った。看護師は、高血圧が腎機能低下のリスク因子として理解できていることは認め、Cさんを賞賛した。しかし、適切な【高血圧の原因特定が困難】であると思われたため、どういうときに血圧が高くなるのか、共に振り返ってみることを提案した。

　Cさんは「プールで泳いだあとに血圧測ったんだけど、それで測ったら200いくつあって、びっくりしちゃって」と語った。Cさんは、血圧ならびに血糖値を是正しようと水泳など運動を取り入れていた。しかし、Cさんにとっては水泳が過度な運動となり、運動直後、一時的に血圧が上がっていたのかもしれないことを伝えた。また、運動後、小休憩をしてから血圧を測定するよう話した。

　普段の血圧の値について尋ねたところ、「このところ、130いくつとか、高くても140いくつとかね。だからいつも200を超えたら薬をもらってきて飲むようにしているの」と語った。さらに、「いま何種類も血圧の薬を飲んでいるけれど、数値が正常ならば必要だし。飲むのは全然苦にならないから続けられる」と続けた。Cさんは糖尿病合併CKDで75歳未満であることから、血圧の目標値は130/80mmHg未満である。しかし、収縮期血圧が200mmHg以上で危険だと判断していることが伺えた。また、日常的に収縮期血圧が130mmHg以上になっていることも考えられた。そして、降圧薬を飲むことで血圧が是正されていることに安堵している様子から、【降圧薬服用への安心】があることがわかった。

　もう一度、血液検査の結果を共に振り返り、糖尿病性腎症３期がどのような状態か、そして求められる血圧値を確認した。するとCさんは、「130でも高いほうだったんだ」と語り、やや落ち込ま

れた様子であった。血圧は、気温だけでなく体調や身体活動、時間、精神的な側面からも変動することや、正しく測定することが大切であることを伝えた。また、共に高血圧となる原因を見つけることを提案し、血圧値の記録方法を伝え、受診ごとに持参するよう依頼した。

Cさんは最後に、「血圧を測るのは、特に先生から指摘されてってことじゃなくて、自分の体験から、長年ずっとね、血圧はね、昔から、なんか体の元気のもとっていうか、元気かどうかとか、疲れているかどうかとか、そういうのが気になってよく測っていたよ。血圧がいいと元気なんだなって思うし、悪いとどっこ悪いんじゃないのかとかって思っていた。そういうのってバロメーターっていうのかしらね。そういう感じ」と語った。Cさんは、もとより【血圧は体の元気のバロメーター】という思いがあったことから、血圧は普段の生活のなかで身近であり、血圧変動の原因は適切に理解できていなくても、本人なりに健康であるための一つのツールとして用いていたことがわ

かった。

今後もCさんの「健康でいたい」という思いと、血圧コントロールの2つを糸口に、腎機能低下とならないよう看護支援を継続的に展開していくことが重要である。

患者の発言例や事例は、日本赤十字社前橋赤十字病院の2015年（平成27年）の倫理審査委員会で承認（承認番号27-22番）を得て患者へのインタビューをもとに収集したものと、看護師による経験的なものを織り交ぜて、個人が特定されないように加筆・修正したものである。

引用・参考文献 ······························

1. 日本腎臓学会 編：エビデンスに基づくCKD診療ガイドライン2018. 東京医学社，東京，2018：24.
2. 日本腎臓学会 編：エビデンスに基づくCKD診療ガイドライン2018. 東京医学社，東京，2018：23.
3. 齋藤郁夫：未治療高血圧患者及び治療中高血圧患者と医師の高血圧治療 高血圧合併症の認識の乖離. Progress in Medicine 2008；28（5）：1215-1222.
4. 矢野香代：高血圧のセルフケアを支援する地域看護活動への提言. 川崎医療福祉学会誌 2005；15（1）：295-302.
5. 日本高血圧学会 高血圧治療ガイドライン作成委員会 編：高血圧治療ガイドライン2019. 日本高血圧学会，東京，2019：16.

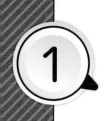

正常から高度低下

緑（G1A1、G2A1）　黄（G1A2、G2A2、G3aA1）
オレンジ（G1A3、G2A3、G3aA2、G3bA1）

C 運動療法が必要な人の
からだ・こころ・社会への影響

井手段幸樹、岡 美智代

CKD患者の運動とは

1. 運動の効果

　一般的に、運動の種類は、有酸素運動とレジスタンス運動に分けることができる。有酸素運動は歩行やジョギング、水泳などの全身運動が該当する。レジスタンス運動は腕立て伏せやスクワットなどの筋力トレーニング等が該当する。

　運動の効果として、全身運動では自律神経や筋機能、感覚などの身体機能の改善・維持や認知・情緒機能の賦活も期待できる。また、局所効果として筋力の増強や可動性、伸張性の改善、持久力の向上などがあり、運動効率の改善や新たなスキルの獲得などパフォーマンスの向上にもつながる（**表1**）[1]。

2. CKD患者における運動の必要性

　CKD患者における運動は、蛋白尿や腎機能障害を悪化させるという懸念から、これまでは推奨されていなかった。しかし、安静にしていることは多くの病態の予後を改善させないどころか逆に悪化する場合もあり、むしろ運動によって糖尿病の新規発症や高血圧を抑制するといわれている。そのため、CKD患者においても身体活動度の低下は心血管疾患（CVD）による死亡のリスク増加につながるため、運動が重要になる。このことは、日本腎臓学会や日本腎臓リハビリテーション

表1　運動の効果

全身機能の維持・向上 認知、情緒機能への影響	運動効率の改善 スキルの獲得
可動性の改善 伸張性の改善 筋力の増強 感覚・知覚の改善 協調性の改善 敏捷性の改善 持久性の改善	健康行動の変容

内山靖，奈良勲 編：図解 運動療法ガイド．文光堂，東京，2017：4より引用

学会で多くの文献を用いて説明されており[2,3]、最近では、これまでの運動制限や安静の治療方針が見直され、適度な運動が推奨されている。

　また、CKD患者では、栄養療法として工夫された食事を摂取しても、蛋白質やアミノ酸は筋蛋白の合成に利用されにくく骨格筋減少が起きやすい。さらに、腎機能の低下とともに身体機能も低下する。日本人CKD患者を対象に握力、下肢伸展筋力、片脚立ち時間、最大歩行速度を測定したところ、CKDステージG2〜G3の患者と比較して、G4〜G5の患者は筋力および身体機能ともに低下していた[4]。

　わが国におけるCKD患者の有病率は年齢とともに増加している。60歳代では男性15.6％、女性14.6％、70歳代では男性27.1％、女性31.3％、80歳代は男性43.1％、女性44.5％であった[5]。このように、CKD患者の多くは高齢者であることから、

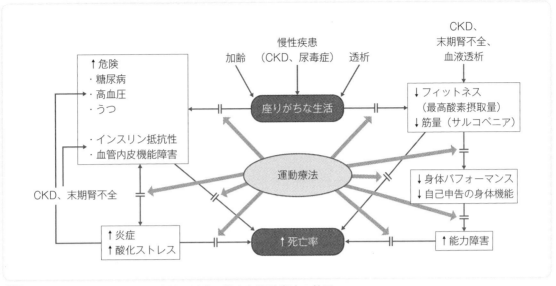

図1 慢性腎臓病患者における身体不活動の弊害と運動療法の効果

Johansen KL, Painter P：Exercise individuals with CKD. Am J Kidney Dis 2012；59（1）：126-134より改変して転載

加齢による身体機能の低下に加えて、尿毒症物質の蓄積やアシドーシス、炎症性サイトカインの増加、インスリン抵抗性などを招来し骨格筋減少に働きやすく、サルコペニアやフレイルになりやすい（**図1**）。

なお、保存期CKD患者では運動時にeGFRが一時的に低下することもある。しかし、これは長期的に悪化することはなく、適度な運動によって腎機能が改善したとする例もある[6]。

3．運動指導上の注意点

運動が問題ないとする例の多くは、5.0〜6.0METs程度の中等度の運動である（**表2**）。したがって、これ以上の運動強度に関しては、個々の患者の医学的状況のみならず、社会的・精神的な必要性も考慮し個別に検討していく必要がある。

アメリカスポーツ医学会（American College of Sports Medicine：ACSM）が2014年に発表したガイドライン[7]では、CKD患者に対する運動処方について、運動開始時の運動強度を軽度から中等度とし、患者の能力に応じて徐々に強度を修正し

ていくことを推奨している。また、運動としては歩行（散歩）が推奨できる。特に、いつもの歩行速度よりやや早目に行うこと（速歩）が効果的であると示している。

なお、保存期CKD患者での運動は禁止や制限をしたほうがよい場合があるため、実施時には十分な注意が必要となる。初回運動時および運動強度の再設定時には、症状や徴候の有無のみならず、血圧測定や心電図モニターによるメディカルチェックが必要である。

CKD患者の多くは糖尿病を合併していることが多く、特にインスリンや経口血糖降下薬などを投与している場合は、運動誘発性低血糖を起こすこともあるため注意する[8]。運動誘発性低血糖は、運動中や運動直後だけでなく運動終了後十数時間後にも起こりうるため、運動量が多いときは補食をとるなど、血糖値には注意が必要である[5]。

表2 中等度以上の身体活動と強度との関係

METs	生活活動	運動
3.0～3.8	● 普通歩行～やや速歩（～94m/分） ● 階段を下りる、子どもの世話 ● 屋内の掃除、床磨き、風呂掃除 ● 軽い荷物運び ● 釣り、大工仕事、箱詰め作業	● ウェイトトレーニング（軽・中等度）、ボーリング、体操（家で、軽・中等度）、ゴルフ（カートを使って）、自転車エルゴメーター（50ワット）
4.0～4.8	● 速歩（95～100m/分程度）、自転車（16km/時未満） ● 子どもと遊ぶ、動物の世話（中強度） ● 車椅子を押す ● 庭の草むしり	● 水中運動、卓球、バドミントン、ゴルフ（クラブを自分で運ぶ）
5.0～5.5	● 子どもと遊ぶ、動物の世話（活発に） ● かなり速歩（107m/分） ● 電動芝刈り機	● ソフトボールまたは野球、子どもの遊び（ドッジボール、遊戯具など）、自転車エルゴメーター（100ワット）
6.0～6.5	● 家具・家財道具の移動・運搬 ● 雪かき	● ゆっくりしたジョギング（4～5km/時）、ウェイトトレーニング（高強度）、ダンス、エアロビクス
7.0～7.5		● ジョギング（8km/時）、サッカー、テニス、スケート、スキー、登山（約1～2kgの荷物を背負って）
8.0～	● 運搬（重い負荷） ● 階段を連続して昇る	● サイクリング（約20km/時）、ランニング（10km/時）、水泳、各種スポーツ競技

METs：metabolic equivalents（安静時を1としたときと比較して、何倍のエネルギーを消費するか活動の強度を示した単位）。

（厚生労働省：健康づくりのための運動基準2006などより引用、改変）

日本腎臓学会 編：エビデンスに基づくCKD診療ガイドライン2009. 東京医学社，東京，2009：32より引用

運動療法が必要な人のからだ・こころ・社会への影響

ここでは、運動療法を必要としている人が、運動を実践するきっかけを中心に記述する。

運動が必要な人のからだ・こころ・社会への影響として、【①病気だと実感したことで運動を始めた】【②散歩などの簡単な運動は自分のペースで行える】【③検査値をよくしたい】【④運動を通して目標を達成したい】【⑤運動することが楽しみ】【⑥一緒に歩く犬の存在】の6つの特徴がある（**表3**）。

【①病気だと実感したことで運動を始めた】

自分は病気であるということを認識したことで運動の必要性を感じ始め、運動を実践するに至った人がいる。表3の例のように、周囲からの働きかけがその人の認識を改めるきっかけにつながっている。

【②散歩などの簡単な運動は自分のペースで行える】

運動をする際に、散歩（歩行）は他の運動と異なって経済的負担や特別な知識、経験が少なくてもできるということに気づいたことを意味している。

運動の種類に関して行われた調査では、2型糖尿病患者の運動実施者の約5〜9割が歩行を行っていた[9]とされており、散歩（歩行）が容易な運動として認識されていることを表している。

【③検査値をよくしたい】

これは、運動を通して検査値を改善したいという気持ちを表している。前述の【①病気と実感したことで運動を始めた】と【③検査値をよくしたい】の違いは、前者は自分が病気だと認識したことが行動変容のきっかけになっていることを意味しているが、後者は、病気であるという実感をもっているわけではないが、検査値が悪化することに不安を抱いており、治療や内服が変わってしまうのではないかという恐れをもっていることである。

【④運動を通して目標を達成したい】

それぞれが自分にとっての目的・目標をもちたいという気持ちが生じたことで、病気をもっていても人生を豊かにするための手段として運動を実践しようとしている姿を表している。

【⑤運動することが楽しみ】

運動が、日常生活の中で楽しみながら実践できる身体活動とみなされていることを意味している。

【⑥一緒に歩く犬の存在】

家族のような犬が存在していることで、運動を実践しようと思う気持ちを生じさせている。自分一人ではなかなか始められなかった運動も、一緒に歩く犬がいることで自然と運動につながってい

表3 運動療法が必要な人のからだ・こころ・社会への影響

運動療法を実践するきっかけ	例
①病気だと実感したことで運動を始めた	● 運動に関して、病気になってから主人がいろいろ言うようになりましたし、周りの人も言うようになりました。歩ったほうがいいよって誘われて、そんな感じで歩き出したっていうか、最初のころは積極的じゃなくてね、今は積極的にやっています ● みんなから、病気だよ、病気だよって口癖のように言われるから意識はしているんですけど、それがなかったら、運動って苦手なんで ● 病気だと診断されてね、やっぱり運動も大切と聞いていましたからね ● 1〜2年検査値が高くて、これはだめだ、確かに病気だと思いまして、運動も週2回始めたんです
②散歩などの簡単な運動は自分のペースで行える	● ジムだと歩く機械が回ってて嫌でもしなければならないけれども、散歩の場合は機械がないからゆっくりと（できる） ● 歩くのはね、自分の時間で好きなように歩けるでしょ。だから、歩くほうがいいですよね ● プールに行って歩いていたときもあったんです。でも、それだとすごく負担なんです。家を出て、行って、着替えて、泳いで、また着替えて帰って来ることがすごく大変で。ウォーキングは（家の）近くには公園もあるしバラ園もあるし、さっと行きたいときにすぐ家から出られる ● やっぱり体を動かさなきゃだめだって色んな情報を聞いていたんで、それで体を動かそうと思ったんだけど、もう年配なんで散歩がいちばんお金がかからないし、自由な時間にできるし、そういう意味で散歩に行っているんです ● 他にどっか行けばお金がかかるし、バスに乗れば（お金が）かかるし。そうなってくると、いちばん身近にできて、やっぱりお金がかからなくて何も道具がいらなくてっていうのが散歩かな。年寄りはいちばんお金がないんだから、みんな年金なんだから

（次頁につづく）

③検査値をよくしたい	● 心配していれば必ず血糖値が上がって、検査値が上がって、また強い薬になっちゃうんじゃないかなって、そうはなりたくないから結局散歩をしたり、少し汗をかいたりしている ● 検査値が高くなってから、歩くのもさぼらないようになりました ● 運動すると、検査値がだんだんよくなると嬉しいんだけど、今回みたいにちょっとずつ検査値がだんだん上がってくると心配になるわけですよ。それでもって、運動の必要性を感じて続けているわけです
④運動を通して目標を達成したい	● 真冬とか運動は苦痛で仕方ないですけど、やっぱり自分の身体は自分で守らないといけないですし、もう歳ですし、なるべく動くようにしています ● 自分のためですから。自分のために身体を動かそうって精神力っていうんですかね、気の持ちようですかね ● 今年の私の目標としてね、もう60代最後の年だから、富士山にね、今年は1合目から登ろうと思って（運動している）
⑤運動することが楽しみ	● いまは、運動は自分の気分転換のためですね。家の中にいるよりは、外に出て犬の友達とちょっと話したり、景色を観たり。ちょうど夕日の時間で観たり、かえって気持ちがいい。そうして帰ってくると、さっぱり、ああ今日も1日が終わるんだって ● 朝のほうが歩くのが気持ちがいいです ● 公園は、そうですね、（運動するには）飽きないでしょ？ 色んなコースがありますし、歩いている人もいますし、人気がありますよね ● 歩くと、「今日はやった」って感じ。歩かないと、「歩かなくちゃ、歩かなくちゃ」っていう気持ちのほうが負担。ちょっとでも歩けば、ああ今日は歩いたなって軽くなる
⑥一緒に歩く犬の存在	● 犬がいるから散歩しなきゃって思うんですけど、犬が人の顔見てソワソワして、「早く散歩に連れてってくれ」って玄関に出て待っているから、そういうの見ると「ああ、じゃあ行かなくちゃ」って行きますけど ● 犬が好きだから、犬がいれば嫌でも歩くから ● 犬を飼うのは自分の運動のためにね。だから、いまの犬で三代目ぐらいだから ● 犬を飼っているんですよ。その犬の散歩がてら毎日ね、だいたい1日10,000歩以上をめやすにしています ● 犬がワンワン騒いで日にちと時間を知らせるんで、しょうがない、行くかって

ったことを表している。犬の所有者は、環境条件に関係なく運動をしなかった人よりも一貫して身体的に活発になる[10]とされており、運動を実践するきっかけとして犬の存在が重要であることを意味している。

運動療法が必要な人のからだ・こころ・社会への影響をふまえた看護支援

患者にとって、「運動が必要」と言われたときに、【病気だと実感したことで運動を始めた】や【散歩などの簡単な運動は自分のペースで行える】という思いを抱くことが多い。そのため、病気に対する認識を、患者自身が認知できるように

支援する必要がある。また、患者の運動に関する好みや身体状況（関節痛の有無など）のフィジカルアセスメントが重要である。そのうえで、経済的負担や知識、経験が不要な散歩（歩行）から勧めるのも一つの方法である。

さらに、患者が病気を自分のためととらえるために、検査値を患者と看護師でチェックする機会を設ける、検査の数値を一つずつ一緒に確認するなど、患者と看護師が同じ考え・状況を共有することが患者の病気の理解につながる。

患者の身体的・社会的状況をふまえたうえで患者に寄り添うことで、運動実践のきっかけにつながる。

【検査値をよくしたい】【運動を通して目標を達成したい】【運動することが楽しみ】という特徴から、患者が病とどのように折り合いをつけてい

きたいのか確認し、そのうえで表1のような運動の効果を知ってもらう必要がある。

また、日常生活のなかで運動を実践するきっかけをみつけることが大切であり、エレベーターやエスカレーターではなく階段を使ってみる、歩数計をつけてみるなど、少しの工夫によって生活のなかで運動の効果を実感することが、運動につながっていく一歩になる。

運動に対する主観的評価が、その後の運動実施における運動量や継続に影響する[11]。そのため、患者ができることを目標にするなど、小さな成功の積み重ねによって肯定的な自己評価を構築することで運動継続につながってくる。また、患者によっては加齢だけでなく疾患に伴ってサルコペニアやフレイルに陥りやすく、早期の発見と運動によって筋力の増強を図るなどして進行を防ぐことが重要になる。そのため、日常生活のなかで運動するきっかけをみつけることや、患者ができる目標を立てるためのかかわり、支援が重要である。

【一緒に歩く犬の存在】という特徴から、患者のピアサポーターとして、一緒に支えてくれる存在が重要であることがわかる。表3で紹介している患者の発言例から、犬の存在は、ペットでなく一緒に歩くパートナーであるといえる。イギリス在住者を対象とした研究では、一緒に散歩する犬がいることで、身体活動に重要な役割を果たしているとされている[12]。

一人では、運動を始めるのも継続するのも強い意志が求められる。しかし、パートナーがいることで、運動を促すことができるのは強力な動機づけになると思われる。そのため、パートナーの存在が運動を行ううえで欠かせない存在であり、そのパートナーを見つけること・つくることが重要である。

本項では、運動を実践しようとした人の支援に焦点を当てて記述した。そのため、さまざまな要因によって運動が困難な状況の対象者が、いざ運動しようと考えたときに、これらの支援が参考に

なると思われる。

事例紹介：Dさん、50歳代、女性

2型糖尿病が原疾患（病歴25年）で糖尿病性腎臓病G3aA2期、血糖降下薬内服とインスリン投与をしている

Dさんは現在薬物療法中（血糖降下薬内服、毎食後インスリン注射）で、検査値はHbA1cが8.1%、尿アルブミンが218mg/gCr、eGFRが50.6であった。Dさんは、自分自身で「怠け癖がある」と感じている。

Dさんは、20歳代後半のときに職場の検診で高血糖を指摘され、病院を受診し2型糖尿病と診断された。過去数回、糖尿病の教育入院をし、血糖管理や食事療法、運動療法などについて教育を受けている。退院直後は食事や運動に気をつけているが、数か月でやめてしまい、数年後に検査値が悪化し入院する、ということを繰り返している。現在は、前回の入院から数年が経過しているが、外来受診は欠かさず行うことができている。整形外科的問題点はみられていない。

Dさんは、医師との診察後、看護師に対して「今日も（血液検査の）数値が悪かったのよね。先生に、『痩せなさい、痩せなさい』ってしつこく言われたの。でも、私ってものぐさな性格でしょ？　運動は嫌いじゃないけど、ちょっとやるだけで満足しちゃうのよね」と語った。さらに「最近、昔より疲れやすくなってきたように感じるの。これも病気のせいかなって思うようになってきて、思い切ってちょっと運動について相談してみたの」と語った。これは、病気を実感してきていることを意味し、運動を始めるきっかけになると考えられ、【病気だと実感したことで運動を始めた】ことを表している。

2型糖尿病は、何年にもわたりほとんど症状がでないため、病気であるという実感をもてない場合が多い。Dさんも診断されて何度も入院をしていたにもかかわらず、本当に病気なのか実感をも

てずにいた。しかし、いざ病気だと実感したが、どのようなことを行えばよいのか、その際の注意点がわからず看護師に相談した。そのため看護師は、過去に行った運動や、どのような種類の運動なら実践できそうか、Dさんの自宅周辺の環境（公園やスポーツジム、普段利用するスーパーなど）を本人に確認した。また、身体面として、関節痛や整形外科的疾患の有無、易疲労感の程度、運動後の低血糖の有無、その他の症状の有無などを本人に確認した。それらの情報をもとにアセスメントを行い、過去に行っていた太極拳を再開してみることを提案した。

次の外来診察後、Dさんが「前回言われてから、ひさびさに（太極拳を）やってみたの。何年もやってなかったのに体は覚えているもんね。そしたら楽しくなってきて、いまも続けているわ」と語った。このことから、【運動することが楽しみ】という特徴によって運動を再開することにつながったといえる。そして、「なんだか昔みたいにまた演舞もしたいな」と語った。これは【運動を通して目標を達成したい】という気持ちの表れである。フロー理論では、目標達成に求められる能力と行為者が目標達成するためにもっている自身の能力のレベルがつり合っているときに、その行為に楽しさを感じるとされている[13]。そのことから、看護師は、「Dさんが達成できる運動の目標をDさんと設定しながら高めていく」という成功の積み重ねを心がけながらかかわった。

3回目の外来時にDさんが嬉しそうに、「今日先生に、『最近がんばっているみたいで、検査の数値もよくなってきているね。看護師さんに相談してよかったね』って褒められた」と語った。この発言から、Dさんにとって医療者からの励ましや指導が運動を続けていくための動機づけとなっていることがうかがえる。そのため看護師は、患者の変化やがんばりを認めていくかかわりが重要

となる。Dさんの運動継続に関する、からだ・こころ・社会への看護支援を継続的に展開していくことで、腎機能低下や2型糖尿病の進行を防ぐことにつながる。

患者の発言例や事例は、2014年度群馬大学 人を対象とする医学系研究倫理審査委員会で承認（受付番号14-16）を得て患者へのインタビューをもとに収集したものと、筆者による経験的なものを織り交ぜて、個人が特定されないように加筆・修正したものである。

引用文献 ....

1. 内山靖、奈良勲 編：図解 運動療法ガイド．文光堂，東京，2017：4.
2. 日本腎臓病学会 編：第3章CKDと生活習慣．エビデンスに基づくCKD診療ガイドライン2009．東京医学社，東京，2009：30-32.
3. 日本腎臓リハビリテーション学会：保存期CKD患者に対する腎臓リハビリテーションの手引き．1-5. https://jsrr.jimdo.com/学会関連資料/腎臓リハビリテーションの手引き/（2020/5/18アクセス）
4. Hiraki K, Yasuda T, Hotta C, et al：Decreased physical function in pre-dialysis patients with chronic kidney disease. Clin Exp Nephrol 2013；17：225-231.
5. Imai E, Horio M, Watanabe T, et al：Prevalence of chronic kidney disease in the Japanese general population. Clin Exp Nephrol 2009；13：621-630.
6. Pechter U, Maaroos J, Mesikepp S, Veraksits A, Ots M：Regular lowintensity aquatic exercise improves cardio-respiratory functional capacity and reduces proteinuria in chronic renal failure patients. Nephrol Dial Transplant 2003；18：624-625.
7. American College of Sports Medicine：Guidelines for Exercise Testing and Prescription. Lippincott Williams & Wilkins, USA, 2017.
8. 日本糖尿病学会 編：糖尿病治療ガイド2016-2017．文光堂，東京，2016：45-47.
9. 藤沼宏彰、星野武彦、渡辺裕哉、他：糖尿病患者における運動指導半年後の運動実施状況．糖尿病 1998；41（12）：1123-1128.
10. Wu YT, Luben R, Jones A：Dog ownership supports the maintenance of physical activity during poor weather in older English adults：cross-sectional results from the EPIC Norfolk cohort. J Epidemiol Community Health 2017；71：905-911.
11. 蓑内豊：運動に対する主観的評価と感情変化の関係．大学体育学 2009；6：13-22.
12. Peel E, Douglas M, Parry O, et al：Type 2 diabetes and dog walking：patients' longitudinal perspectives about implementing and sustaining physical activity. Br J Gen Pract 2010；60（570）：570-577.
13. M.チクセントミハイ 著、浅川希洋志 監訳、須藤祐二、石村郁夫 訳：クリエイティヴィティーフロー体験と創造性の心理学．世界思想社，京都，2016：121-143.

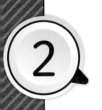

高度低下から末期腎不全
赤（G4〜G5A1、G3b〜G5A2、G3a〜G5A3）
a 食事・内服管理が必要な人の からだ・こころ・社会への影響

上星浩子

CKD患者の食事・内服管理

1. CKD患者の食事管理（表1）[1]

慢性腎臓病（CKD）は、塩分の過剰摂取や飲酒、喫煙、肥満などの生活習慣が深く関与しているため、食事療法を必要とする。特に、塩分の過剰摂取は高血圧をきたしやすく、心血管疾患（CVD）の発症・進展につながりやすいことから、塩分摂取量は3〜6g/日を基本とする。ただし、血圧上昇や浮腫、体重増加など体液過剰の徴候がある場合はより少ない量に制限するが、高齢者では減塩によって食事摂取量が低下し、低栄養をまねく可能性があることや、糸球体濾過量（GFR）が急激に低下する症例もある[2]ため、対象に応じて無理のない目標を定めることが重要である。

また、過剰な蛋白質摂取は糸球体過剰濾過を促進し、蛋白質の代謝産物が尿毒症物質として蓄積する。よって、腎臓への負荷を軽減する目的でCKDステージ別の蛋白質制限が提示されている。基準は、ステージG3aで0.8〜1.0g/kg標準体重/日、G3b以降で0.6〜0.8 g/kg標準体重/日である[3]。しかし、塩分摂取同様、高齢者は活動量の低下やもともと食事量が少ない場合も多く、蛋白質を制限することで筋肉量の低下や低栄養状態になり、QOLや生命予後の悪化につながる可能性もあるため、画一的な制限でなく、個々の病態やリスクを見すえた管理が必要である。

腎機能の低下に伴い電解質平衡がくずれ、高カリウム血症や高リン血症などを引き起こすこともある。血清カリウム値が高い場合は、カリウム制限やカリウム吸着薬の処方により4.0mEq/L以上5.5mEq/L未満に管理することを推奨する[4]。カリウム含有量の多い生野菜や果物、海草、豆類、いも類などの食品の制限や、小さく切って茹でこぼすことによりカリウム含有量を20〜30％減少させることができるため、指導が必要である。

2. CKD患者の内服管理

悪化した腎機能は回復することは困難であるため、食事療法だけでなく薬物療法が必要となる。CKD患者は高血圧を原疾患とする場合が多く、血圧を調整する降圧薬や利尿薬（浮腫のある場合）、尿毒症症状の改善のための球形吸着炭薬（クレメジン®）、高カリウム血症を改善する血清カリウム吸着薬（アーガメイト®、カリメート®）、高リン血症を改善するリン吸着薬と活性型ビタミンD製剤、腎性貧血改善のための赤血球造血刺激因子製剤（エリスロポエチン）など数種類の薬剤を必要とする。尿毒症症状の改善薬として服用する球形吸着炭は1日6gの量を必要とするため、通常1回に2g服用する。カプセル（200mg）の場合は1回に10カプセル、速崩錠（500mg）は1回4錠の服用が必要となる。さらに球形吸着炭は他の薬剤も吸着してしまうため、併用している薬剤と時間をずらして服用しなければならず、食間

に服用することが多い。また、高リン血症治療薬は、食物中のリンを吸着して体に吸収させることなく体外へ排泄するため、食前や食直後に服用する。

このように、CKD患者は多種類の内服薬が処方され、1回に服用する数も多く、さらに服用時間の違いから服薬スケジュールは煩雑になり、服薬継続が困難な場合が多い。ピルカウント法を用いた残薬チェックや服薬製剤の変更、多職種連携による服薬指導により改善したとの報告もある[5]ことから、患者の服薬コンプライアンス向上に向けて、継続して服薬できるように支援していくことが重要である。

食事・内服管理が及ぼすからだ・こころ・社会への影響

食は人間の基本的欲求であり、単に栄養素を摂取するという行為だけでなく、「おいしいものを食べたい」という欲求や、食べた後の満足感など心理的な意味をもつ。さらに食事という場を共有し、家族や仲間と楽しくコミュニケーションをとるなど社会的な意味もある。「何を」「誰と」「どこで」食べるかということは、さまざまな感覚を通して脳に刺激を与え、その人にとって利にも害にもなりうることから、食（食べる）は人間らしく、その人らしく生きるための原点であるといえる。よって、CKDで食事制限をしなければならない人のからだ・こころ・社会への影響は非常に大きい。

CKD患者の食事管理・内服管理が及ぼす影響として、【①食事コントロールと制限への疑問】

表1 CKD生活・食事指導基準（成人）

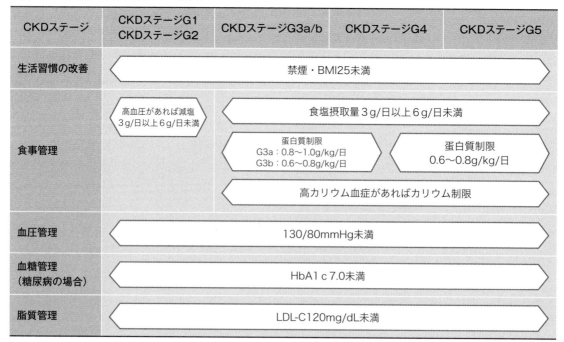

CKDステージ	CKDステージG1 CKDステージG2	CKDステージG3a/b	CKDステージG4	CKDステージG5
生活習慣の改善	禁煙・BMI25未満			
食事管理	高血圧があれば減塩 3g/日以上6g/日未満	食塩摂取量3g/日以上6g/日未満		
		蛋白質制限 G3a：0.8～1.0g/kg/日 G3b：0.6～0.8g/kg/日	蛋白質制限 0.6～0.8g/kg/日	
		高カリウム血症があればカリウム制限		
血圧管理	130/80mmHg未満			
血糖管理 （糖尿病の場合）	HbA1c7.0未満			
脂質管理	LDL-C120mg/dL未満			

日本腎臓学会 腎疾患重症化予防実践事業 生活・食事指導マニュアル改訂委員会：慢性腎臓病 生活・食事指導マニュアル～栄養指導実践編～. 日本腎臓学会, 東京, 2015：11より引用

【②食事制限と日常生活行動のバランス維持の困難】【③食事摂取と検査データの関連性の理解】【④服薬遵守困難】【⑤服薬理解と工夫】【⑥制限ある生活のなかでの人間関係の苦悩】【⑦生涯続く制限へのいらだちと透析導入への不安】【⑧治療・生活の両立に向けた家族の支援】の8つの特徴が挙げられる（**表2**）。

【①食事コントロールと制限への疑問】

CKDと診断されたときから蛋白質やカリウム、水分制限など、その人の症状に応じた食事コントロールが始まる。患者は、医療者から指示された食事制限の概要を理解しコントロールを始めたものの、どのくらいの蛋白質やカロリーを摂取しているか具体的な内容がわからず困っていることが多い。表2にもあるように、看護師の言う「"こんなに"食べたら透析になっちゃうよ」の"こんなに"という曖昧な表現はどの程度の量なのか、具体的にどう対処したらよいかという疑問や不信感を抱えていることがうかがえる。

【②食事制限と日常生活行動のバランス維持の困難】

決められた制限を遵守しているものの、日常生活を行ううえで体力の保持や生活・仕事の継続に支障をきたしてしまうことがある。「食べないと体力がなくなってしまう」「仕事で汗をかいて、さらに塩分を控えていると具合が悪くなる」など、指示された栄養素の制限と日常生活行動のバランスを維持することが困難な場合もある。画一的な指導は対象者のADLを阻害することにもつながってしまい、身体的にも精神的・社会的にも影響を受けていることがわかる。

【③食事摂取と検査データの関連性の理解】

徐々に自分の検査データを理解できるようにな

り、データに応じた食事摂取ができるようになっていく。最初は指導された食事制限を遵守しているが、徐々に摂取する食事内容と検査データを天秤にかけ、その人の生活に応じた食事制限を身につけていくことが推測される。

【④服薬遵守困難】

内服薬の種類の多さ、服用時間、内服のしづらさにおける遵守困難がある。悪化した腎機能は回復することはなく、食事制限だけではコントロールが難しい。そのため、内服薬や注射薬で治療していかなければならない。CKD患者は平均7～10種類の内服薬が処方される。処方薬の多さだけでなく、食前、食中、食後、食間など、服用時間の違いから服薬スケジュールは煩雑になり、決められた薬を決められた時間に服薬することが困難な場合がある。さらに水分制限をしている場合は少量の飲水で服用しなければならず、口腔内や食道に付着してしまい飲み込めない場合も多い。

また、CKD患者の外来受診は1～3か月に1回の頻度であることが多く、数か月分の薬剤がまとまって処方されるため、次の外来受診近くになってから「こんなに薬が余っている」と気づくこともある。

【⑤服薬理解と工夫】

内服している薬の作用・副作用を理解し、飲み忘れないように服薬カレンダー等を用いるなど、工夫している姿も見受けられるようになる。これは、患者自身が内服の重要性を理解し、飲み忘れないように意識することで、治療への強みにつながっていることが推測される。

【⑥制限ある生活のなかでの人間関係の苦悩】

水分・食事制限により、職場や友人との集まりに参加できないことや、友人に気を使われ誘われなくなるなど、徐々に離れていく友人関係や世間から取り残されていくという孤独感を感じるという特徴がある。

【⑦生涯続く制限へのいらだちと透析導入への不安】

症状が悪化したり透析導入にならないように、さまざまな制限をしなければならないことは患者自身がいちばんわかっている。それを医療者や家族から注意・指示されることにストレスやいらだちを抱くことが多い。そして、どんなに制限しても徐々に悪化していく身体的なつらさや、いつ透析導入になってしまうのかという先が見えない不安やストレスを抱えている。

【⑧治療・生活の両立に向けた家族の支援】

食事は生きるための源であり、1日3回の食事制限は永久に継続する。生涯続く治療や制限は患者一人で乗り切ることは困難である。人はつらいとき、誰かに支えられ、解決策を見いだし乗り切っていく。患者自身の生活を支えてくれる家族に感謝し、治療や制限を生活のなかに組み入れながら、「これからもがんばろう」というモチベーションを保つことが、今後の適切な治療行動につながっていくと推測する。

表2　食事管理・内服管理が及ぼす影響

特徴	例
①食事コントロールと制限への疑問	● 食事指導を受けて日ごろから気をつけている。でも少し食べるとカリウムとかリンも溜まっちゃうんですね ● いままでの食事は、好きなものを食べるなり飲むなりしていた。でも病気がわかってから食事はずいぶん変わった。茹でこぼしたり、塩分も控えているし、お酒が好きだったけどいまは飲んでいない ● 看護師から「こんなに食べたら透析になっちゃうよ」って言われたけれど、"こんなに"の量がわからない。塩分はある程度はかることができるけど、蛋白はわからないよ
②食事制限と日常生活行動のバランス維持の困難	● 屋外の現場仕事なので、夏場は特に暑くってすごく汗をかく。塩分も取らないとやってられない。塩分を控えていると具合が悪くなるよ ● 魚が多かったかな、肉が多かったかなと心配しながら指導されたことを守っているけど、どんどん痩せてくる。食べないと体力がなくなってしまう
③食事摂取と検査データの関連性の理解	● お味噌汁は野菜を入れて汁は飲まないで実だけをすくう。みんな火を通すけど飽きちゃうから、味を変えて食べるようにしている。ずーっと長く付き合っていくうえでは、そういう工夫も大事だからね。あとは毎回、検査データを見ながら食事に気をつけている ● 前はカリウムとか蛋白質を摂らないようにやってきたけど、いまはあんまり考えてない。検査データを見て、大体このくらいかなって判断している
④服薬遵守困難（内服薬の種類の多さ、服用時間、内服のしづらさ）	● 朝晩は忘れないけど、お昼って外食なんかすると忘れちゃうことがある。9種類の薬を飲んでいるんですが、朝晩と朝昼晩3回と朝だけとか飲む時間がいろいろなんですよ。飲む時間が違うし、大変なんですよ ● いま飲んでる薬は10種類、たまに忘れることはありますね。まとめて薬が出ているから残ってしまいますね。残って忘れちゃったものは家にとってあります ● カリウムはチューブになってるゼリーを1本、リンの薬はちょっと大きめの錠剤、口の中に入れてお水を入れる前に唾液で溶けかかってくるの。粉薬は少しの水で飲まなければならないけれど、引っかかってしまって飲みづらい

（次頁につづく）

⑤服薬理解と工夫	● 飲んでいる薬は何の薬かはわかりますね。薬をもらったときにもらう説明書を読んでいるから理解している ● 飲み忘れがないように、薬が全部入る配薬カレンダーをインターネットで買って使っている
⑥制限ある生活のなかでの人間関係の苦悩	● 水分やいろいろな制限でお酒の付き合いが悪くなった。男っていうのはお酒が付き合いって言うか……。だから、相手が飲めないと嫌みたいで、知らないうちに付き合いがなくなった
⑦生涯続く制限へのいらだちと透析導入への不安	● 言われたことを守っているのに、看護師から「こんな状況じゃ透析になるよ」と言われる ● 「あれはだめ、これはだめ」って何も食べられない。もうその「だめ」っていうのがだめなんだよ、イライラしちゃう。自分だってわかっている。でもストレス解消で、たまには好きなだけ飲んだり食べたりしたくなる。そのことに対して、「たまにはしょうがないよね」と言ってくれる看護師がいい。Aさんなら大丈夫といわれるとしっかり自己管理しようと思える。「だめだ」と言われると、「なんでだよ」と思ってしまう ● 透析にならないように（制限を）守っているけれど、貧血も進んでいるし、動くと息が切れるし、本当にこれでよいのか……
⑧治療・生活の両立に向けた家族の支援	● 母ちゃんが食事について、栄養士や人にいろいろ聞きながら料理に気を使ってくれてありがたい ● 病気がわかってから食事はずいぶん変わった。もう全部茹でこぼしだし、食事はいつも女房が用意してくれてる。俺にはできねえ。長生きしたいとかはあんまりないけど、守るところは守らないと女房に悪いから…… ● なかなか口では言えないけれど、家族には感謝している

食事・内服管理が必要な人の看護支援

1. 食事管理への看護支援

　CKDの進行を抑制するために蛋白質摂取を制限することや、心血管疾患予防のためカリウム制限や塩分制限は重要である。患者は毎日続く【食事コントロールと制限への疑問】の具体的内容を見いだしていく。

　しかし、厳格な制限をしても栄養状態が悪化し、合併症や全身状態の悪化をまねくこともある。【食事制限と日常生活行動のバランス維持の困難】の経験から徐々に決められた制限だけでなく【食事摂取と検査データの関連性の理解】をし、データに応じた食事コントロールができる能力を身につけていく。

　また、「こんなにがんばって食事療法をしてきたのに……」というやりきれない思いをもち、自己肯定感や自己効力感の低下、孤独感や孤立感を感じたりする場合も多い。治療を継続していくた

めには【治療・生活の両立に向けた家族の支援】が重要であり、医療者や家族の支援が、患者の治療や制限に立ち向かうモチベーションにつながるという特徴がある。

　このような特徴のあるCKD患者への具体的な食事管理における看護支援は対象理解から始まる。【食事コントロールと制限への疑問】や【食事制限と日常生活行動のバランス維持の困難】の特徴から、①病態、症状、指示された制限の理解度と実施状況、実際の食事内容や嗜好品の傾向、病気や食事に関する思いをアセスメントする、②「○mg」など決められた量だけでなく、どのような食品をどのくらい摂取すればよいか、その人の生活をふまえた具体的な内容例や調理方法を提示する。さらに、③対象者一人が治療食を摂取するのは、本人自身のストレスや調理者の負担も多くなる。

　患者にとっても家族にとっても負担が少なく継続した食事管理ができるように、治療用特殊食品（低蛋白食品：米飯・うどん等、低ナトリウム食

品：だし割りしょうゆ等）などを紹介することも必要である。

2. 内服管理への看護支援

薬物療法においては、多種類の内服薬とその服用時間、内服のしづらさなどから【服薬遵守困難】があるものの、服薬カレンダーを利用するなど【服薬理解と工夫】をしている。

内服管理における看護支援は、【服薬遵守困難】の特徴にあるように、内服薬の種類の多さ、服用時間の違い、内服のしづらさにおける困難が多いことを理解し、患者個々の理解度や服薬状況に応じて服薬カレンダーを利用することや、薬剤を一包化することもよい。これは薬の飲み間違えや飲み忘れを防ぐことにつながる。しかし、服用時間や内服しづらい薬の場合は一包化だけでは解決できない。医師や薬剤師に相談しながら、薬剤の変更や内服回数が簡素化できるように調整することも看護師の大きな役割である。

3. 食事・薬物療法の評価

症状の進行防止や透析遅延のために、食事療法や薬物療法の評価は重要である。【食事摂取と検査データの理解】の特徴にもあるように、日々の体調や体重の変化、浮腫（むくみ）、血圧などとともに、検査データを参考に評価する。患者自身にも日々の生活のなかでの食事状態や体調の変化、検査データにも敏感に気をとめるように指導することも重要である。

生涯続く治療はさまざまなストレスや不安をかねそなえる。【生涯続く制限へのいらだちと透析導入に向けた不安】の特徴にあるように、食事制限や内服遵守をしなければならないことは、誰から言われることなく患者自身がいちばんわかっている。そのうえで、時にはストレス解消に誤った行動をしてしまうこともある。

内服管理や食事管理ができないことがあっても、叱責するのではなく、患者の気持ちに傾聴し、今後どのようにしたら継続できるか共に考えていくことが重要であろう。また、症状の悪化防止や透析導入遅延のための自己管理行動の代償として失ってしまうものも少なくない。治療や制限があるから趣味や生活ができないというのではなく、病気と共存し、その人の生活のなかに治療を組み入れ、その人らしく生活が送れるように支援することが重要である。

CKD治療は、終了することなく生涯続くなかで、【制限ある生活のなかでの人間関係の苦悩】や【生涯続く制限へのいらだちと透析導入に向けた不安】など、身体的・社会的・心理的な不安やストレスを抱えている。病気をもちながらもその人らしい生活が送れるように、身体面・精神面・社会面において支援していくことが重要である。

事例紹介：Eさん、50歳代、男性
CKDと高血圧が原疾患、Cr値の状況をみながら透析導入を予定している

自営業を営むEさんは、「高血圧でずっと病院に通い、薬を飲みながら治療をしてきた。塩分を控えたほうがいいと言われたが、仕事をしていて汗もかくし、味も素っ気もないものを食べていても力が出ない」「看護師さんや栄養士さんに蛋白質を制限しろって言われるけど、実際にどのくらい（蛋白質の量を）摂っていいのかわからない」「看護師さんに『こんなに食べたら透析になっちゃうよ』って言われるけど、自分では気をつけている。"こんなに"の量がわからない。塩分はある程度はかることができるけど、蛋白はわからない」と語っていた。

Eさんは医療者から指導されている内容に対し、自分なりには気をつけているものの、具体的な方法がわからないことや、医療者からの否定的な発言にショックや怒りをもっていた。さらに、「透

析にならないように守っているけれど、貧血も進んでいるし、動くと息が切れるし……。本当にこれでいいのか？」と食事に関する疑問を訴えていた。これは、【食事コントロールと制限への疑問】や【日常生活を行うためのバランス維持の困難】の特徴を表している。

また、「透析にならないように塩分や蛋白質制限を守ってきたのに、体重がどんどん減ってしまった。俺は、若いころから陸上選手でスポーツマンだったんだよ。それなのに、筋肉は落ち、手も足もこんなに細くなっちゃったよ。ズボンなんて何サイズ落ちたかわからない。こんなにがんばっているのに、だんだん体力もなくなってしまった」と痩せてサイズが合わなくなったズボンをベルトで押さえて調整している様子や、うつむきながら手足をさすっている姿がみられた。Eさんは働きざかりであり、透析導入にならないように医療者から指導された食事内容を遵守しているものの、どんどん痩せてきている自分と、いままでできていたことが困難になってきている身体的苦痛、今後どうしたらよいかわからないという【生涯続く制限へのいらだちと透析導入に向けた不安】を感じていた。

Eさんへの看護支援として、まずはEさんの状況を総合的にアセスメントし、Eさんの存在を認めることから始めた。Eさんは透析導入にならないように、医療者から指導されたことを遵守しようとがんばってきた。その人にはその人なりの生活や活動、役割がある。まずはその人が生きてきた過程のなかで、どのような思いをもっているか実際の生活を確認し、自己肯定感や自己効力感を高めるための支援が重要である。そして、一様に「透析導入が近いCKD患者」として、高カロリー、低蛋白、塩分制限、カリウム制限、リン制限など

の栄養管理をするのではなく、その人の原疾患や症状、検査データやその人の活動量を多面的にアセスメントし、その人の生活や疾患・治療への思いを尊重しながら、具体的な内容や献立、調理方法、治療食品などを提示する必要がある。そして、家族を含め食事に関する思いや苦労を聞き、その人の栄養状態を把握しながら適切な栄養維持ができるように支援していくことや、自己管理を継続できるように精神的側面からの支援が必要である。

食（食べる）は、生命維持や健康維持、治療だけが目的ではない。家族や友人と楽しく食べることにより、満足感や充実感、幸福感など生活意欲の向上にもつながる[6]。つらい治療や制限をしながらも、ADLやQOLの低下を及ぼすことのないように、その人らしい生活が送れるよう、身体的・精神的・社会的に支援していくことが重要である。

患者の発言例や事例は、群馬パース大学研究倫理審査委員会（承認番号PAZ18-13）および対象施設の倫理審査委員会の承認を得て実施した研究の一部を加筆・修正したものである。

引用文献 ……………………………………

1. 日本腎臓学会 腎疾患重症化予防実践事業 生活・食事指導マニュアル改訂委員会：慢性腎臓病 生活・食事指導マニュアル～栄養指導実践編～. 日本腎臓学会，東京，2015：11 https://cdn.jsn.or.jp/guideline/pdf/H25_Life_Diet_guidance_manual.pdf（2020/5/18アクセス）
2. 日本腎臓学会 編：エビデンスに基づく診療ガイドライン2018. 東京医学社，東京，2018：17.
3. 日本腎臓学会 編：エビデンスに基づく診療ガイドライン2018. 東京医学社，東京，2018：14.
4. 日本腎臓学会 編：エビデンスに基づく診療ガイドライン2018. 東京医学社，東京，2018：16.
5. 高橋さつき，岡美智代，上星浩子，他：外来慢性腎臓病患者の服薬コンプライアンス向上に向けた介入研究に関する文献研究. 群馬保健学研究 2016；37：69-77.
6. Oka M, Yoneda K, Moriyama M, et al：The dietary patterns of Japanese hemodialysis patients：A focused ethnography. Global Qualitative Nursing Research 2019；6：1-8.

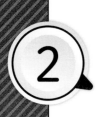

2 高度低下から末期腎不全

赤（G4〜G5A1、G3b〜G5A2、G3a〜G5A3）

b 腎代替療法選択が必要な人の からだ・こころ・社会への影響

高津咲恵子

腎代替療法とは

腎代替療法とは、急性・慢性を問わず腎不全に陥った腎臓機能の代行をする方法であり、血液透析（hemodialysis：HD）と腹膜透析（peritoneal dialysis：PD）がある。さらに腎移植（kidney transplantation：KT）があるが、これは不可逆性の慢性腎不全にのみ行われる治療法である。

1．血液透析（HD）

1）血液透析のしくみ

血液透析とは、バスキュラーアクセス（vascular access：VA）を介して血液を体外に導いて循環させ、半透膜である人工透析膜を介して体内に蓄積された老廃物（尿素・Cr・尿酸・過剰な電解質）を除去する方法である。半透膜の膜孔を通過できるものであれば、濃度の高いほう（血液）から低いほう（透析液）に移行することによって除去される（拡散、**図1A**）。例えば、お湯を入れたカップにティーバッグを入れたとき、お茶のエキス（色素）がジワジワと染み出していく現象は、一般で広く観察される拡散の現象の一つである。

また、血液側と透析液側に圧力の差をつけ（透析液側の圧力を機械により低くしている）移動させて除水するしくみを限外濾過と呼ぶ（**図1B**）。

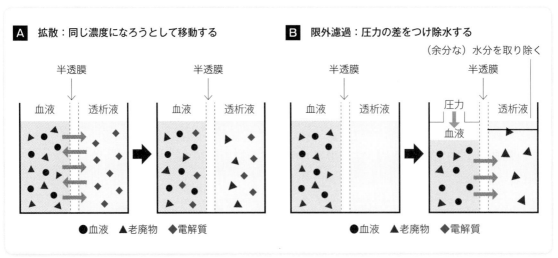

A 拡散：同じ濃度になろうとして移動する
半透膜　半透膜
血液　透析液　血液　透析液
●血液　▲老廃物　◆電解質

B 限外濾過：圧力の差をつけ除水する
（余分な）水分を取り除く
半透膜　半透膜
血液　透析液　圧力 血液　透析液
●血液　▲老廃物　◆電解質

図1 拡散と限外濾過のメカニズム

2）血液透析患者数と適応

2018年の日本透析医学会による報告[1]によると、2018年の新規透析導入患者は40,468人であり、このうち血液透析での導入は94.3%、腹膜透析での導入は5.7%であった。治療方法の割合は、約97%は血液透析で、約2.8％は腹膜透析であった。血液透析は、透析効率、特に低分子物質の除去が腹膜透析よりも優れている。

慢性維持血液透析への導入適応については、「透析導入の判断は、十分な保存的療法を行っても進行性に腎機能の悪化を認め、GFR＜15mL/分/1.73m[2]になった時点で必要が生じてくる」といわれている[2]。詳細については、『維持血液透析ガイドライン：血液透析導入』[2]を参照いただきたい。

2. 腹膜透析（PD）

1）腹膜透析とは

腹膜が生理的に半透膜の性質をもつことを利用した透析方法であり、腹腔内に注入した透析液と腹膜内に分布する毛細血管の血液との間に生じる溶質濃度勾配による拡散と、浸透圧較差による限外濾過により、血液中の老廃物および水を除去する方法である。

腹膜透析導入の準備として、植込み型の慢性腹膜透析用カテーテル（テンコフカテーテル）の造設が必要となる。

腹膜透析の透析効率は血液透析より劣るものの、中分子物質の除去能は血液透析より優れている。腹膜透析では残存腎機能が維持されやすいことから、慢性透析療法導入では第一に腹膜透析を行うことで残存腎機能を可能な限り維持し、低下・廃絶したら血液透析に移行するという「PDファースト」という考え方がある。『腹膜透析ガイドライン』[3]においてもPDファーストについて述べられているが、残存腎機能が残っている間は血液透析に比べて食事管理が比較的緩やかで、毎日緩やかに透析を行うため体液量変動が少なく、循環器

系の負担が少ないといわれている。しかし、腹膜の劣化を考慮すると、約8～10年で血液透析へ移行することも、情報提供として必要である。

2）腹膜透析の方法と生活への影響

腹膜透析の方法で多いのは、持続携行式腹膜透析（continuous ambulatory peritoneal dialysis：CAPD）であり、バッグに入った1.5～2L程度の無菌透析液を用いて、完全閉鎖回路システムで1日に3～5回交換する方法である。腹腔内に透析液を長時間（6～8時間）常時停留しておくため歩行も可能であり、自由に活動できるというメリットがある。また、APD（automated peritoneal dialysis）という方法もある。これは、自動腹膜透析装置を用いることによって、就寝中に透析液の交換を行い、日中は体内に透析液を入れたままにする方法である。日中の活動制限がないことから、社会復帰が可能になることが多い。

CAPD導入患者から聞いた話を、ここで紹介したい。腹膜透析液は患者の自宅に届けられるが、月に1回の配達であるため、1.5～2Lの腹膜透析液が90～150個になる。玄関先ではなく保管場所まで運んでもらえるため、そこは安心できるとのことである。しかし、段ボールに入った透析液が数十箱も一度に届くということは、その保管場所が必要になることを想定しておらず、荷物の整理が必要であったということである。さらに、この段ボールの処理も予想外に大変だったということであった。

CAPDの場合、透析の手技の獲得に目がいきがちであるが、透析液の保管場所や段ボールの処理といったことが必要となってくるということは、患者から学んだことであった。

3. 腎移植（KT）

前述した血液透析や腹膜透析は、継続的な治療が必要である対症療法であるのに対して、腎移植

は末期腎不全の根治的な治療である。日本移植学会の報告[4]によると、2018年のわが国の腎移植は1,865例で、内訳は生体1,683例、脳死下127例、心停止下55例であった。約88.6%が兄弟姉妹・親子間等といった親族を臓器提供者（ドナー）とする生体腎移植であった。

移植された腎臓が働いている患者の割合を生着率という。生着率の成績はドナーによっても異なるが、近年では、免疫抑制法の改善により拒絶反応の頻度も大幅に減少してきており、腎移植の治療成績は非常に良好になりつつある。しかし、腎移植は透析療法と異なり、ドナーがいなければ成り立たない。

腎代替療法選択が必要な人の からだ・こころ・社会への影響

腎代替療法選択が必要な人のからだ・こころ・社会への影響について**表1**に示す。

腎代替療法選択が必要と言われた患者が受ける影響として、【①衝撃と喪失感】【②血液透析と腹膜透析の療法選択への迷い】【③血液透析と腹膜透析の治療への不安】【④家族への申し訳なさ】【⑤生活と治療の両立への不安】【⑥移植への期待】の6つの特徴が挙げられる。

【①衝撃と喪失感】

透析療法が必要であると医師から告げられた患者や家族は、いつかは訪れるものだと頭ではわかっていても、いざそのときを迎えると衝撃を受ける。さらに、「ついに機械に頼らないと生きていけなくなってしまった」という喪失感を抱いている人がいることを意味する。漠然と「透析」という治療法については耳にしていても、実際、バスキュラーアクセス（VA）を作製しなければいけないことや、テンコフカテーテルの造設といった

手術療法が伴うことを知らずに衝撃を受けている場合もある。

【②血液透析と腹膜透析の療法選択への迷い】

2つの透析療法の選択を前にしたときに、どちらの治療方法を選んだとしても一長一短があることでなかなか治療選択に踏み切れない、決断できないことを意味する。

例えば血液透析であれば、頻回な通院が必要で行動が制限されるが、医療者が常にそばにいることによる心強さがある。腹膜透析であれば、腹部からカテーテルが出ることに対する抵抗感、1日に何回も自分で透析を行わなければならないことに対する不安があるものの、自分の生活に合わせて透析が行えるため活動制限が少ないといったメリットもある。しかし、腹膜透析は生涯できるものではなく、前述のとおり腹膜の劣化に伴い血液透析導入が必要になるため、このような要因も患者が療法選択に迷う原因にもなっている。

【③血液透析と腹膜透析の治療への不安】

透析の必要性や治療法について聞いてはいるものの、経験したことのない治療に対する漠然とした不安を有していることを意味する。

具体的には、血液透析の場合はなぜ1回3〜5時間の透析が生涯必要なのかなどの疑問にも似た不安を指し、腹膜透析の場合はカテーテルが腹部から出たまま生活をするということがイメージできないという不安などを指す。また、患者のなかには「糖尿病が原因で透析になると、寿命が縮まり5年で死んでしまう」などと、透析治療が原因で予後不良になるというような誤ったイメージによる不安感をもつ人もいる。このような不安に伴い、透析療法による生活の変化への恐れや気持ちの落ち着かなさも生じる。

【④家族への申し訳なさ】

透析療法によって家族に負担をかけることに対する遠慮や申し訳ないという気持ちを意味する。具体的には、血液透析による通院を家族が送迎する場合の家族にかける負担への申し訳なさなどがある。また、血液透析と腹膜透析のどちらの治療を選択したとしても、家族も患者の食事制限に影響を受けることや、旅行や外出に対して家族が制限を受けることなども該当する。

このような、家族への申し訳なさから、透析導入への後悔の念や家族への遠慮からの自己肯定感の低下などにつながる可能性もある。

【⑤生活と治療の両立への不安】

透析療法による時間的拘束や治療による影響で、いままでどおりの生活や仕事などの社会的役割を果たすことができるのかなどの不安をいだくことを意味する。

例えば、血液透析では、治療のための週3回の通院による時間的拘束を伴い、腹膜透析では1日数回のバッグ交換が必要である。そのため、いままで宿泊を伴う出張が多かった人は「出張先での血液透析施設の手配はどうすればよいか」「腹膜透析のバッグはどこで交換してどこに送ればよい

る場合、エリクソンが述べている精神・社会的特徴としては、いわゆる「働き盛り」といわれている時期であり、職業的役割が生活の中心になっていることが多い。そのような時期に透析導入となれば、場合によっては転職や退職を余儀なくされることも考えられる。また、有職者でなくても子どもの世話や趣味を楽しむなど、今までの日常生活と治療の折り合いをつけながら、自分らしい生活ができるのかといった不安をいだくこともある。

このような状況に直面した場合、生活基盤の喪失のみならず、自己価値の喪失といった深刻な精神的危機をまねくことも危惧されるため、注意が必要である。

【⑥移植への期待】

透析療法の回避、食事制限の緩和、生命予後の改善といったメリットから、健康な人と同様な生活への期待が伺える。前述のとおり、腎移植ができるかどうかは提供してくれる家族がいるかどうかにかかっているところもあるため、実際身近にドナー候補者がいる場合、特に移植への期待をいだくことがある。

表1 腎代替療法選択が必要な人のからだ・こころ・社会への影響

腎代替療法選択が必要な人の からだ・こころ・社会への影響	例
①衝撃と喪失感	● やっぱり透析が必要と言われてショックだった ● シャントをつくらなきゃいけないって知らなかったし、手術しなきゃいけないって聞いて驚いたわ ● ついに機械に頼らないといけなくなっちゃった、って
②血液透析と腹膜透析の療法選択への迷い	● 血液透析で週3回病院に行くのは大変だけど、先生や看護師さんがいるから安心よね ● 仕事しながらだから、腹膜透析しかないとは思っているけど、休憩がとれなかったり、飲み会があったりしたり、自分ではどうしようもないところもあるから悩むね ● いま腹膜透析を選んでも、いつかは血液透析にしなきゃいけなくて……。そうなると、仕事は続けられないですよ

（次頁につづく）

③血液透析と腹膜透析の治療への不安	● 血液透析っていうのは週に3回、4時間くらい時間がかかるって言われたけど、そんなに時間がかかるの？　って ● 透析には腹膜透析っていうのがあるって言われたけど、お腹から管がずーっと出ているってどういうことかしら？　それって大変よね
④家族への申し訳なさ	● 透析ってなると、家族に迷惑かけちゃう。送り迎えとかね。足が悪くて、自分で透析のための通院ができないし ● 自分が透析になると、家族も自由に出かけたりできなくなるのよね？　いままでは旅行に行ったりいろいろできてたのに
⑤生活と治療の両立への不安	● 週に3回透析に通うなんてことになったら大変。職場にいられなくなっちゃいます。夜の透析してるところも限られてるし
⑥移植への期待	● いつかは移植できたらいいなって思います ● どうしても移植に期待しちゃいますよね

腎代替療法選択が必要な人のからだ・こころ・社会への影響をふまえた看護支援

『エビデンスに基づくCKD診療ガイドライン2018』[5]において、透析療法を適切に準備するには、少なくともCKDステージG4になった段階で腎臓専門医・専門医療機関を紹介することが推奨されている。

CKDステージG4〜G5となれば、患者だけでなく家族に対しても医師から腎不全に陥った腎機能を代行する方法として、腎代替療法についての説明が行われる。この治療選択の際には、看護師として患者が治療を自己決定できるように支援する必要がある。【衝撃と喪失感】をいだき、精神的に不安定になっていることを十分に配慮し、患者の思いや治療へのとらえ方を注意深く観察し、時間とともに少しずつ治療を受け止められるように支援していく。

患者に「いつかは透析になるかもしれない」という覚悟があったとしても、治療の具体的な内容や利点・欠点といったものについて十分に理解できていないことが、【血液透析と腹膜透析の治療への不安】につながっていることがある。

透析導入のために入院してきた患者であっても、「自分では何ともないのですが、医師から透析導入が必要だと言われたので入院しました」など、どこか他人ごとのように話す人もいる。外来で簡単なDVDを見ただけであったり、パンフレットをもらっただけといった患者も少なくない。近藤ら[6]の報告にもあるように、腎代替療法選択時には医師や看護師、他職種等からの情報提供や治療選択の支援が重要である。患者は、治療方法についての情報提供を受け、どの治療も一長一短で、さらに自分の生活スタイルも大きく変わることから【血液透析と腹膜透析の療法選択への迷い】がある。迷う理由は患者によってさまざまであるため、十分に聴取し、患者の生活スタイルや社会的・家族背景などを考慮しながら、透析を導入した場合の生活をイメージできるようにかかわっていくことが重要である。また、選択した治療が患者の生活パターンと合うか十分な検討が必要である。患者が小児や高齢者の場合は、家族が腹膜透析を行うこともあるため、実践者となる家族への直接指導が求められる。

透析人口の少ない腹膜透析患者の場合、希望があればすでに治療を行っている患者どうしで接点の場を設けることを調整することもある。療養生活のこと、社会復帰のこと、経済的なこと、普段の生活のことなど患者が不安に思うことについて、他の患者の経験を聞くことで悩みを解決する糸口をみつけられることもある。

【家族への申し訳なさ】では、光宗[7]の報告にもあるように、透析導入によって家族への負担が増大し、迷惑をかけて申し訳ないという想いが述べられている。『わが国の慢性透析療法の現状』[1]においても、透析導入時の平均年齢は68.43歳と高齢であることから、家族の介入が必要不可欠なこともある。しかし、近年では老老介護の家庭も増えてきており、キーパーソンである家族自身も療養者であることも多いため、家族背景を十分ふまえることが重要である。受診の頻度が増えることにより患者が送迎への不安を抱えていることも多いが、これについては送迎サービスを実施している透析クリニックなどの情報を提供することで解決できることもある。旅行や外出では、血液透析患者の場合は非透析日であれば可能であり、腹膜透析患者では注・排液時間（1回約30分程度）以外は、バッグを外して自由に行動できることなどの情報提供が必要である。

【生活と治療の両立への不安】では、仕事を続けながら療養生活を営むために、職場や学校からも支援が得られるようにかかわっていく必要がある。患者の病状や療養生活で必要な支援、配慮してほしい内容などの情報提供を行う。職場や学校との調整が必要になる場合もある。

【腎移植への期待】については、透析導入後でも「移植について知りたい」といった意見が聞かれることから、腎代替療法選択時のみならず維持期においても、生活スタイルが変化する患者に合わせた情報提供が必要である[8]。透析治療を続けている限り、患者は治療に対して新しい情報を求め、よりよい方法がないかを模索していることから、治療選択後の支援も引き続き重要であることがわかる。

事例紹介：Fさん、70歳代、男性
腹膜透析導入の教育目的で入院した

Fさんの原疾患は2型糖尿病（糖尿病性腎症5期）であった。妻はすでに他界しており独居であ

ったが、近隣に50歳代の娘家族が住んでいる。Fさんならびに娘の認知機能・ADLは問題なかった。

Fさんは50歳代のときに糖尿病と診断されかかりつけ医にて加療していたが、腎機能悪化のため当院紹介となった。紹介時、すでにCKDステージG5の末期腎不全であった。外来で医師に腹膜透析を勧められて腎代替療法を選択したが、治療へのイメージはまったくついていなかった。

入院時、Fさんは「先生から透析が必要って言われた。いつかはやるだろうとは思っていたけどね。腹膜透析っていうの？　あれがいいって言うけど、そうなんかね？　できるようになるかね？」と語った。あまり耳慣れない「腹膜透析」という治療法に対して、自分にできるのか【血液透析と腹膜透析の治療への不安】を感じていた。娘も「父ができるようになるのでしょうか？　私もできるようになっておいたほうがいいですよね？」と高齢の父自身が治療を行うことへの不安をいだいていた。

そこで、まずはどのように医師から説明を受けたのかFさんと娘に確認したところ、「腎臓のためにはこの方法（CAPD）がいいって。だから、そのほうがいいかなって」と語った。看護師は、Fさんと娘の透析についての知識が少なく、治療選択時のイメージもついていないと判断したため、3つの腎代替療法についての説明を行った。さらに、血液透析については透析室を見学する機会を設け、腹膜透析に関しては透析液や物品を実際に準備し、直接触れてもらってイメージをもってもらうことにした。透析液は1個1.5〜2Lで重量がある。それを注液時に毎回持ち上げる作業が必要となるため、特に高齢者の場合は、実際に触れてもらうことは大切である。

Fさんは「1日4回って外来で先生は言ってなかった気がするから、先生にも聞いてみてほしい。一人暮らしだから、娘にも迷惑をかけてしまうかもしれない。娘は孫の世話もあるし、家族には負担をかけたくないんです」と【家族への申し訳な

さ】を語った。医師に確認し、1日4回のバッグ交換ではなく、Fさんや娘の生活パターンにあった治療内容を検討していくこととなり、就寝中に行うことが可能で、自動腹膜透析装置を用いるAPDの情報提供も行った。娘は「（血液透析も腹膜透析も）どっちにしても手術が必要ってことはわかりました。父はもともと私なんかよりもずっと手先が器用だから、私よりもすぐにできちゃうかもしれませんね。それぞれの実際の方法を見るとイメージがわいてきました。父の腎臓の負担を減らすならって言われたので、やっぱり腹膜透析に挑戦してみたいです」と語り、APDを選択した。

透析療法は毎日の生活に折り合いをつけながら療養生活を歩むことが余儀なくされる。そのため、治療選択をして入院してきた場合であっても、本人と家族が腎代替療法を正しく理解しているか確認し、納得して治療に臨めるように支援する体制が必要である。

患者の発言例や事例は、防衛医科大学校病院の2016年の病院看護分科会で承認（承認番号119）を得て患者へのインタビューをもとに収集したものと、看護師による経験的なものを織り交ぜて、個人が特定されないように加筆・修正したものである。

引用文献 ･････････････････････････････

1. 日本透析医学会統計調査委員会：我が国の慢性透析療法の現況（2018年12月31日現在）. 日本透析医学会雑誌 2019；52（12）：679-754.
2. 日本透析医学会：維持血液透析ガイドライン：血液透析導入. 日本透析医学会雑誌 2013；46（12）：1107-1155.
3. 日本透析医学会：2009年版 日本透析医学会「腹膜透析ガイドライン」. 日本透析医学会雑誌 2009；42（4）：285-315.
4. 日本移植学会：我が国における臓器提供の現状と各臓器移植実績2019. 2019臓器移植ファクトブック. http://www.asas.or.jp/jst/pdf/factbook/factbook2019.pdf （2020/5/18アクセス）
5. 日本腎臓学会：エビデンスに基づくCKD診療ガイドライン2018. 東京医学社, 東京, 2018：88.
6. 近藤恵, 西川雅美, 秋山和美, 他：維持期における腎代替療法選択の実際－維持透析・移植透析患者アンケートからの一考察－. 日本臨床腎移植学会雑誌 2018；6（1）：90-92.
7. 光宗仁美：高齢者にLEARNのアプローチで治療の意思決定支援を行った腎代替療法選択期の看護. 高松赤十字病院紀要 2017：5：23-27.
8. 松原朋恵：CAPD導入患者へ心理的受容過程に沿った看護介入を考える. 日本赤十字社医学会 2014；66（1）：43-45.

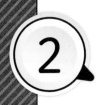

2 高度低下から末期腎不全
赤（G4〜G5A1、G3b〜G5A2、G3a〜G5A3）
c 尿毒症症状を有する人の からだ・こころ・社会への影響

木村和美、上星浩子

尿毒症症状とは

　尿毒症症状とは、慢性腎不全（CKD）に伴って起こる全身に及ぶ症状のことである。尿中に排泄されるべき代謝老廃物などが血液中に蓄積され、糸球体の機能が10％以下になると症状が出始める。主な尿毒症症状を**図1**に示す。

　初期では自覚症状が現れないことが多いが、CKDステージG3a、G3bでは、腎の濃縮力低下による多尿や夜間尿、尿の泡立ちなどの症状がみら

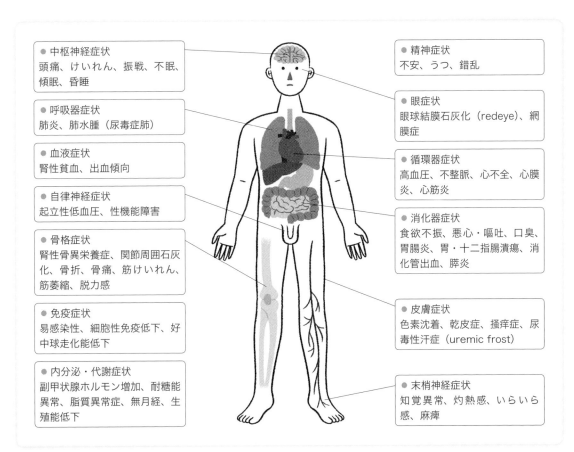

● 中枢神経症状
頭痛、けいれん、振戦、不眠、傾眠、昏睡

● 呼吸器症状
肺炎、肺水腫（尿毒症肺）

● 血液症状
腎性貧血、出血傾向

● 自律神経症状
起立性低血圧、性機能障害

● 骨格症状
腎性骨異栄養症、関節周囲石灰化、骨折、骨痛、筋けいれん、筋萎縮、脱力感

● 免疫症状
易感染性、細胞性免疫低下、好中球走化能低下

● 内分泌・代謝症状
副甲状腺ホルモン増加、耐糖能異常、脂質異常症、無月経、生殖能低下

● 精神症状
不安、うつ、錯乱

● 眼症状
眼球結膜石灰化（redeye）、網膜症

● 循環器症状
高血圧、不整脈、心不全、心膜炎、心筋炎

● 消化器症状
食欲不振、悪心・嘔吐、口臭、胃腸炎、胃・十二指腸潰瘍、消化管出血、膵炎

● 皮膚症状
色素沈着、乾皮症、掻痒症、尿毒性汗症（uremic frost）

● 末梢神経症状
知覚異常、灼熱感、いらいら感、麻痺

図1　臓器・器官別の尿毒症症状
落合滋之 監修, 渋谷祐子, 志賀淑之 編：腎・泌尿器疾患ビジュアルブック 第2版. 学研メディカル秀潤社, 東京, 2017：66より引用

れることがある。ステージG4以降になると貧血や心不全の合併などにより、労作時の息切れや動悸、全身倦怠感などを自覚するようになってくる。また、息苦しさにより臥床が困難になってくる。高血圧は頭痛や頭重感を引き起こす。消化器症状として、食欲低下や悪心・嘔吐などがみられる。尿毒症物質が中枢神経に蓄積すると、不眠や集中力の低下、認知機能の低下などの症状を引き起こし、重篤なものではけいれんや昏睡を呈する。

また、尿毒症症状があることにより日常生活の活動低下をきたし、家事や入浴、外出、仕事など、家庭生活や社会生活にも影響を及ぼすようになってくる。肺水腫・心不全・意識障害を起こしている場合は生命の維持が困難になるため、一刻も早く透析治療を行う必要がある。

尿毒症症状を有する人の からだ・こころ・社会への影響

尿毒症症状を有する人のからだ・こころ・社会への影響について**表1**に示す。尿毒症症状が日常生活に及ぼす影響として、【①呼吸苦や貧血により思うように動けない】【②尿毒症症状と気づいていないことによる症状悪化の恐れ】【③ボディイメージの障害】【④将来をあきらめる】【⑤透析になることへの不安】【⑥死への不安】の6つの特徴がある。

【①呼吸苦や貧血により思うように動けない】

尿毒症症状として肺うっ血などに伴う呼吸苦や、腎性貧血からくる動悸・息切れなどにより日常生活の動作が思うようにできないことを表している。「ちょっと動くと息が切れてしまう」「服を着替えるだけでハァハァしてしまう」というように活動が制限されるため、普段当たり前にできていたことができなくなってしまう。また、臥床時に症状

が悪化するため、横になることで呼吸困難になり睡眠不足にも陥りやすい。さらに「貧血で職場の休憩室で倒れて動けなくなる」ようなことが続けば、当然仕事にも影響を及ぼしてしまう。そして、「こんなこともできなくなってしまった」「自分は社会に貢献できない」などという思いを抱き、自己肯定感の低下をまねく恐れがある。

【②尿毒症症状と気づいていないことによる症状悪化の恐れ】

消化器症状や全身倦怠感、動悸・息切れなどの症状があっても、腎臓病が原因で起こっていることとは気づいていない。そのため、「なんかおかしいな」「どうしたんだろう」と異変を感じているものの、仕事や目の前の事象を優先させてしまうことがある。さらに、「靴がきつい」「靴下が履けない」という浮腫による現象から、衣類の変更を余儀なくされる。また、衣類がきつくなっていることは自覚しているが、どのような機序でその症状が起きているか理解していないため安易にとらえてしまい、症状を放置してしまうことがしばしばある。そして、異変を感じていても無理をしてしまうため、症状が悪化するまで医療機関を受診しないことも多い。

【③ボディイメージの障害】

腎臓が悪くなっていることを理解していても、浮腫による外見の変化を気にしていることがある。体液過剰による浮腫は下肢に出やすく、「靴下を履くと変な跡がつくのでスカートが履けない」など、いつも人目を気にして過ごすようになり、精神的苦痛を味わう。また、眼瞼の浮腫は顔の印象が大きく変わるため、人に会うことを躊躇して外出を控えてしまうなど社会的活動にも影響を及ぼす。

【④将来をあきらめる】

「体がだるいから仕事を辞めようと思って」「妊娠中毒症みたいになって、子どもはあきらめた」というように、仕事や出産など本人にとって大切なことをあきらめる必要が出てしまう場合がある。尿毒症症状を自覚することで将来が不安になり、病気になる前に思い描いていた人生設計を見直す必要に迫られる。

【⑤透析になることへの不安】

「透析をどうしてもやりたくないのにむくんで

くる」など、尿毒症症状が病状の悪化とその後の透析生活を連想させている。透析にならないか不安なため、過度に症状を気にしてしまうなど、精神的な負担が大きい。

【⑥死への不安】

「息をするのが苦しくなっちゃって死ぬだろうなと思った」など、心不全や肺水腫などによる呼吸困難感によって「死」を意識する。症状の急激な増悪は、普段の症状とは違い恐怖を与える。

表1 尿毒症症状が及ぼす影響

尿毒症症状が及ぼすからだ・こころ・社会への影響	例
①呼吸苦や貧血により思うように動けない	● ちょっと動くと息が切れちゃう ● 服を着替えるだけでハァハァしてしまう ● 苦しくて横になれないので、立っているか座るしかないんだよ ● 夜は仰向けに寝られない ● 貧血で職場の休憩室で倒れて動けなくなる
②尿毒症症状と気づいていないことによる症状悪化の恐れ	● 靴がきつい ● 靴下が履けない ● ウエスト周りが太くなる ● 気がつかずにどんどん食欲が落ちてきて ● 腹の周りにかゆみがすごいけど、なんでだかわかんなかったんだよ ● からだがだるいがまさか腎臓が悪いと思ってないから仕事に没頭した ● 貧血に気がつかなくて救急車で運ばれたことが3回ある ● なんでこんなに体重が増えちゃうんだろう
③ボディイメージの障害	● まぶたがもう取れたみたいにむくんじゃって嫌だ ● 靴下を履くと変な跡がつくのでスカートが履けない ● 足のむくみを隠しておきたい ● いつもむくみを気にしている
④将来をあきらめる	● からだがだるいから仕事を辞めようと思って ● 再就職を考えてたけど、息切れがひどいから無理だな ● 定年後、少しはのんびりしたかった ● 妊娠中毒症みたいになって、子どもはあきらめた
⑤透析になることへの不安	● 動悸・息切れがしてこれはもう駄目だな、透析だな ● からだ中に水が溜まってきて、来るときがきたな ● 透析をどうしてもやりたくないのにむくんでくる ● なるべく血液透析にならないようにと思って、いつもむくみを気にしていた
⑥死への不安	● 息をするのが苦しくなっちゃって死ぬだろうなと思った ● 息ができなくて治まらないから恐ろしいなと思った

尿毒症症状への看護支援

1. 患者のおかれている状況を理解し、思いに寄り添い、適切な受診行動への支援

尿毒症症状を有する人の6つの特徴から、尿毒症症状により起こる身体的・精神的・社会的な影響をしっかりとらえたうえで支援していく必要がある。

【呼吸苦や貧血により思うように動けない】状態では、まずは患者のおかれている状況を理解し、患者の思いに寄り添うことが大切である。「家事ができなくなって、食事をつくることが面倒になり食事量が減っていないか」「お風呂に入るのが面倒になり、いつも同じ服を着たままになっていないか」「仕事ができなくなり、金銭面での不安や社会的立場の損失はないか」「夜は眠れているか」など、日常生活上の困難事を聞き出し、生活環境の調整で工夫できることがあれば一緒に考えていく。呼吸苦に対しては、枕やクッションを使って半座位にするなど、安楽な体位がとれるよう支援する。腎性貧血がある場合は、急な動作でめまいや立ちくらみが起こることを説明し、転倒予防にも注意する。エリスロポエチン製剤などの貧血の薬剤や鉄剤の投与などを行い、適切にヘモグロビン（Hb）値の管理が行えるよう支援する。

【尿毒症症状と気づいていないことによる症状悪化の恐れ】で表されるように、CKD患者は病気の存在と自覚症状が結びつかないまま長い療養生活を送ることがある。症状の自覚があっても原因や対処方法がわからず放置し、無理をしてしまうことで病気の進行を早めてしまう恐れがある。そして最終的には、呼吸苦により【死への不安】を感じるまで症状が悪化してから来院するケースもある。

これらのことから、適切な受診行動がとれるよう支援していく必要がある。具体的には、体の異変や日常生活の支障を把握するよう、外来受診時には**表2**に示すような項目をきちんと確認し、腎機能の低下の兆候を具体的に説明する。体重測定を定期的に行い記録してもらうなど、自身で管理できるような支援も必要である（**表3**）。

2. 「からだの変化」に対する不安への支援

診察の場では症状や腎機能評価に注意が向き、患者の【ボディイメージの障害】についてはあまり問題視されていないことが多い。しかし、私たち看護師は、患者は浮腫による体の変化を恥ずかしいととらえて衣服で隠したり、いつも気にしていたりと精神的につらい状況におかれている場合があることを理解しておく必要がある。患者が言葉にしなくても、表情・視線・しぐさなどを観察することも大切である。そして、浮腫が起こるメカニズムを説明し、患者自身が、いま自分の体がどのような状況にあるかを理解できるよう支援する。利尿薬が処方されている場合には、服薬状況を確認し服薬指導を行う。

また、からだの変化そのものが【透析になることへの不安】に結びつくこともあり、症状を医療者側に隠しておきたいという心理が働くこともある。透析について、早い段階からイメージがつけられるよう治療法の選択を説明することも重要だが、尿毒症症状が透析により緩和されることだけでなく、患者の思いを傾聴し、信頼関係を構築していくことも重要である。

3. 重症化する前に患者の思いを傾聴し、治療と向き合うための支援

尿毒症症状が重症化してくると、【呼吸苦や貧血により思うように動けない】状態になり、【透析になることへの不安】を抱え、仕事や出産など、ライフイベントとして重要な【将来をあきらめる】ことにつながることもある。重症化してくる前に、患者が大切に思っていることや、将来をどのように見すえているのかを聴取し、患者自身が透析療法と向き合うような支援を行っていく必

表2 尿毒症症状に関する主な確認項目

睡眠状態	● 夜間の覚醒頻度、トイレの回数・場所（寝室と同じ階かどうか） ● 利尿薬の服薬時間など
食生活・栄養状態	● 食欲の程度、悪心・嘔吐、口臭、水分摂取量・頻度、嚥下状態など
排泄	● 排便回数・時間、下剤の服用など
日常生活での活動状況	● 自力で移動可能か、歩行状態・距離、疲労感、息切れの有無など
皮膚の状態	● 浮腫の程度、乾燥状態（口唇、舌など）、出血斑の有無 ● 脱水傾向の場合：ツルゴール反応 ● 浮腫・糖尿病性腎症の場合：足、爪の状態

日本腎不全看護学会 編：腎不全看護 第5版. 医学書院, 東京, 2016：145より引用

表3 むくみの観察とケア

1. むくみの部位、程度を観察する方法を説明する
   例：足背部を指で圧迫すると圧痕を残す。朝・夕、圧迫して圧痕の変化をみる
2. 毎日、体重測定を記録する
3. 利尿薬の服用、尿量、回数を確認する
4. 塩分の多い食事になっていないか食事内容を確認する
   ・特に食欲低下時、悪心などがある場合
5. 足のむくみが強いとき
   ・ゴムの緩い靴下を履く
   ・下肢を挙上する姿勢をとる
6. むくみがある皮膚は損傷しやすいので、被覆し保護する
7. 息苦しさや急激に体重増加した場合、受診をする
8. 緊急時の受診方法を確認する
   ※糖尿病性腎症患者は溢水になりやすいので、特に注意が必要なことを説明する
   ※陰囊水腫の場合、患者はむくんでいる部位を話しづらいので看護師から確認する
   ※受診時の歩行状態や衣服の変化（例：ズボン→ジャージ姿）、履物（靴→サンダル）を観察する

日本腎不全看護学会 編：腎不全看護 第5版. 医学書院, 東京, 2016：146より引用

要がある。

　呼吸苦により【死への不安】を感じている状況では、座位など、できるだけ呼吸が楽な姿勢をとらせ、そばにいることで安心感を与える。早急に透析導入が必要となってくるので、不安な気持ちに寄り添い、透析により症状が緩和されることを説明する。

　尿毒症症状を有する人は、その症状により身体的にも精神的にも苦痛を強いられている。外来受診時の患者の状態を多角的にとらえ、病状の説明を一方的に行うのではなく、十分に話を聞き、その人がおかれている状況を理解し、がんばっていることは認める姿勢が大切である。患者自身が病状を理解し生活調整をしていけるよう、看護師の意図的な働きかけが必要だと思われる。

事例紹介：Gさん、50歳代、男性

IgA腎症で、仕事中動けなくなり多量の発汗があったため検査入院となった

　Gさんは、高血圧と腎機能低下を指摘されていたが、仕事が忙しく通院できずに過ごしていた。

しかし、からだがだるくなって仕事中に動けなくなったことから受診され、多量の発汗があったため検査入院となった。血圧223/118mmHg、Hb8.7g/dL、Cre2.7mg/dL、CKDステージG4と診断された。

　入院時、Gさんは「最近からだがだるくて、動きがだんだん鈍くなってきていた」「職場で倒れることはよくあって、寝てると治るんですよ」と語った。腎性貧血のため【呼吸苦や貧血により思うように動けない】状態になっていたと思われる。いつから症状があったのか尋ねると、「いつごろだったかな」「救急車で運ばれたこともあって」「でも、病院に着くとすぐ治っちゃうから」「貧血だと思ってなかったから」「腎臓が悪いと貧血になるって知らなかったから」「この血圧はどういうんかなあと思うくらいで」と話された。これは【尿毒症症状と気づいていないことによる症状悪化の恐れ】がある状態を表している。

　Gさんは、CKDや尿毒症症状についての理解不

足により、うまく受診行動に結びつかなかったと思われる。今後起こりうる症状（浮腫や呼吸苦など）について説明し、適切な受診行動がとれるよう支援した。浮腫は靴下の跡がついたりすることでも気づくことができること、息切れは貧血からくる症状だけでなく肺や心臓に水が溜まることでも起こるということ、などを説明した。

　Gさんは、「これじゃあ仕事はできないな」「体がつらくてもがんばってきたけど、透析って言われたらもう動けないもんな」と話され、【透析への不安】から【将来をあきらめる】気持ちになっていた。「実はかみさんから、仕事を辞めて自分のほうの仕事を手伝ってくれないかと言われているんだ」「もっと元気なうちに会社を休んでいればよかったな」と話を続けたため、生活の調整をしていくことで仕事はできることを伝え、いままでどのように仕事をがんばってきたのか傾聴し、気持ちに寄り添うようにした。また、透析のイメージについて、「透析するとすぐ死んじゃうんだろう？」「もう長くないんかなって思ってしまう」と話されたので、何十年も透析をされている人もいることや、自己管理がその後の療養生活を左右すること、そしてその療養生活において、医療者がしっかりサポートしていくことを伝えた。また、同室患者で28年透析を続けている人がいるため、患者どうしで話をする機会をつくった。すると、実際に経験している人の話を聞くことで「28年も生きられるんか」「（自己管理をがんばれば）可能性あるな」と前向きにとらえられるようになった。

患者の発言例や事例は、群馬大学 人を対象とする医学系研究倫理審査委員会で承認（試験番号HS2018-156）を得て行った患者へのインタビューをもとに収集したものと、筆者らによる経験的なものを織り交ぜて、個人が特定されないように加筆・修正したものである。

引用・参考文献 ....

1. 落合滋之 監修, 渋谷祐子, 志賀淑之 編：腎・泌尿器疾患ビジュアルブック 第2版. 学研メディカル秀潤社, 東京, 2017：66.
2. 日本腎不全看護学会 編：腎不全看護 第5版. 医学書院, 東京, 2016：145-146.
3. 小林修三 監修, 日髙寿美, 坊坂桂子 編：やさしくわかる透析看護. 照林社, 東京, 2018.
4. 透析ケア編集室：特集 病態とケアの理解がみるみる進む！透析患者のイラスト解剖生理ノート. 透析ケア 2018；24（3）：205-252.
5. 花房規男 編："なぜ？""なに？"がサクッとわかる！新人スタッフのための血液透析患者の体のふしぎQ&A40〜病態生理編〜. 透析ケア 2018；24（5）：387-445.
6. 束めぐみ 編：進化する慢性病看護―不確かさのなかにある病のプロセスをともに歩む. 看護の科学社, 東京, 2010.

3 透析期
（G5D）
a 高齢者が血液透析導入したあとの からだ・こころ・社会への影響

岡 美智代、松元千明

高齢者の血液透析導入における透析受容にかかわるレジリエンス

1. ポジティブヘルス概念：レジリエンス、ハーディネス、コーピングとは

　私たち人間は、日常生活においてさまざまなことを経験する。時には、つらく悲しい経験をして危機的状況に陥ることもある。しかし、そのようなつらい経験をしても、精神的健康を維持している人もいるという報告がされている[1]。

　ポジティブヘルス概念の一つにレジリエンス（resilience）がある。これは「精神的回復力」「抵抗力」「強靱性」などと訳されるが、もともとは物理学の世界で「跳ね返る、跳ね返す」という意味で使われてきた。レジリエンスとは、本来人間が有し個人内で発達させることができ、また可逆的で促進させることができる、人間の基本的な生きる力を強める機能である。そして、周囲からの有効な働きかけにより個人内部のレジリエンスを高めることで、危機状況からの回復を促進できるとされている[2]。

　類似する概念に、ハーディネス（hardiness）やコーピング（coping）があるが、レジリエンスとこれらの概念には次のような相違がある。ハーディネスは、逆境下での心理的強さを表す点でレジリエンスと共通する。しかし、ハーディネスが高い者は、ストレッサーをストレスフルな出来事として知覚せず、身体的にも情動的にも不健康に陥らないとされている[3]。つまり、ハーディネスが最初から影響を受けない強さを意味しているのに対し、レジリエンスはストレスを受けて落ち込んでも、立ち直る強さを表している。コーピングはストレスを軽減するための行動であるが、コーピング行動によって成功したかどうかではなく、むしろプロセスに注目する。

　一方、レジリエンスは適応状態に至ったという結果を重視する[3]。したがって、レジリエンスはハーディネスとはストレッサーを知覚する点で異なる。そして、レジリエンスは広義のコーピングの一部であるが、回復性に着目した心理的特性面に焦点をあてる点で異なるといわれている（**表1**）。

2. 透析患者のレジリエンスを高め、その人らしく生きていけるよう支援する

　先行研究によると、人は生涯を通して適応方法を学習する存在であり、加齢に伴い心身機能が低下し社会環境が変化しても、それに適応するような態度や価値観、信念を発達させることができると考えられている[4]。さらに、レジリエンスは誰もが学習し、発達させることができるものであるとされている[1]。

　このような報告からも、高齢透析患者のレジリエンスを高めることができれば、透析というストレスに対し対処することができ、適応していくことができると考えられる。2018年末現在、透析を受けている患者は全国に339,841人いるといわ

表1 レジリエンスの特徴と類似概念

各概念	特徴	レジリエンスとの相違
レジリエンス	● ストレスを受けて危機的状況に陥っても立ち直る精神的回復力 ● レジリエンスは誰もがもっている力で、高めることができる	
ハーディネス	● ストレスを受けても危機的状況に陥らない心理的な強さ	● レジリエンスは危機的状況に陥ってから立ち直る強さ
コーピング	● ストレスを軽減しようとする対処行動	● レジリエンスは回復性に着目している ● コーピングはプロセスを重視するが、レジリエンスは適応状態に至ったという結果を重視する

れており、その平均年齢は68.75歳である[5]。最も透析を受けている割合が高い年齢層は、男女とも70〜74歳であり、年々高齢化している。

透析は、水分制限や体重管理などの自己管理を必要とし、時間的な制約も強いられるため非常にストレスのかかる治療である。さらに、高齢者は身体的機能の衰えに加え、過去の習慣やライフスタイルを変えることが難しいことが多い。加齢に伴うからだ・こころ・社会的環境が変化するなかで、高齢者が透析をしながらも自分らしい生き方をみつけるのは容易ではないと考えられる。

そこで、レジリエンスに着目し、透析導入という危機的状況に陥っても立ち直ることができるよう支援することが重要である。また、透析患者のレジリエンスを高めることが、その人らしく生きていけるように支援することにつながると考える。そのため本稿では、高齢透析患者が有しているレジリエンス（精神的回復力）とはどのようなものかについて紹介する。

高齢透析患者が有しているレジリエンスの主な特徴

高齢透析患者が有しているレジリエンスの主な特徴として、【①いままでの人生を振り返り、改めて生きることについて見つめ直す】【②いままでの人生経験に比べれば何だって大丈夫と思う力】【③透析は生きるために必要不可欠であり、仕方のないものととらえる力】【④支えあう家族や治療環境に対してありがたさを実感する】【⑤身体的に負担が軽減したことを実感する】の5つが挙げられる（**表2**）。

【①いままでの人生を振り返り、改めて生きることについて見つめ直す】

これは、透析がきっかけとなり生きることに対して改めて向き合うようになった、という心の状態を表している。透析という出来事が自分の人生を見つめ直すきっかけになっており、生きるためには透析を行わなければならず、改めて「生きたい」「寿命をまっとうするしかない」と感じている高齢透析患者もいる。さらに、高齢になると配偶者や友人などとの離別を経験していることも多く、その喪失体験を通して自分自身を振り返ることで人生を見つめ直し、「透析をしていかなくて

はならない」という気持ちを再確認している。

このように、身近な人の死を通して生きることを見つめ直すことで透析は必要不可欠なものであると再確認したことが、高齢透析患者のレジリエンスを高めている。

【②いままでの人生経験に比べれば何だって大丈夫と思う力】

この特徴の意味は、いままでの人生経験に比べれば何だって大丈夫と思うことで、透析というストレスの多い出来事も乗り越えられるはずだという思い、その力が心の回復につながっているということである。

高齢者は長い人生の中でさまざまな体験をしている。なかには戦争を経験している人もおり、「戦争のつらさを経験してきたから、いままで生きていられたのだろう」という例から、困難を乗り越えてきたのだから透析も乗り越えられると感じている高齢透析患者もいる。過酷な戦争を経験してきたからこそ、それに比べれば透析であろうが何であろうが大丈夫だと感じている。高齢者は、人それぞれでさまざまなドラマをもっている。過去の困難を乗り越えてきた経験を再確認することで、透析という新たな困難も乗り越えられるはずだという気持ちが高まり、レジリエンスが高い状態になっている。

【③透析は生きるために必要不可欠であり、仕方のないものととらえる力】

表2の「つらいというより、やらないと仕方のないもの」という例からもわかるとおり、生きていくために透析は必要不可欠であり、考えても仕方がないと感じられる力が、高齢透析患者のレジリエンスである。透析は仕方のないものと思い、透析導入を回避することをあきらめることで、透析に対する消極的受容が生まれている。しかし、その消極的受容は、危機的状況に陥ってから立ち直る強さにつながっている。

【④支えあう家族や治療環境に対してありがたさを実感する】

家族のためにも生きたいという思いを抱くことで、改めて支えあう家族の存在を認識し、ありがたさを実感しているといえる。また、透析治療に対する公的助成金制度により自己負担額はほぼなく受けられることや、自宅から近い場所に透析を受けられる設備が整っているなどの治療環境の充実もレジリエンスが高い状態を生み出している。「家族のために透析をして生きていかなければならない」「家族から励まされ、がんばろうと思えた」という例からも、透析を受け入れていくにあたって、家族の存在や励ましは患者に大きな影響を与えるということがわかる。

表2 高齢透析患者のレジリエンスの主な特徴

高齢透析患者の レジリエンスの特徴	例
①いままでの人生を振り返り、改めて生きることについて見つめ直す	● 生きたいという気持ち ● 人間は自分で死ぬことはできない（寿命をまっとうするしかない） ● 寿命がきたら死ぬだけ（このまま透析を続けて寿命をまっとうする） ● 近所であった出来事（孤独死）に対して、自分も同じようになるのではないかと不安になった。なので透析をしなくてはいけないと覚悟する ● 若くして亡くなる友達を見て、私はなぜ長く生きているんだろうと思うときがある。それでも自分で死ぬことはできないし、透析を続けていくしかない
②いままでの人生経験に比べれば何だって大丈夫と思う力	● 戦争のつらさを経験してきたから、いままで生きていられたのだろう。困難を乗り越えてきたのだから透析も乗り越えられる ● 戦争を考えれば、何だって大丈夫

（次頁につづく）

③透析は生きるためには必要不可欠であり、仕方のないものととらえる力	● 透析はやってもらわないとだめだとわかっているから、あきらめがついている ● あきらめることによって、嫌だと思う気持ちを克服しようとする ● しょうがないと考える ● 透析をしなければ苦しくて死ぬと聞いているので仕方がない ● 透析は、つらいというより、やらないと仕方のないもの ● 透析は気にしていたら生きていけないと思う
④支えあう家族や治療環境に対してありがたさを実感する	● 家族がいなければ、（透析をしなくても）もういいやと思うかもしれない ● 家族のために透析をして生きていかなければという思い ● 夫からの「生きててくれ、先に死なないでくれ」という言葉 ● 子どもからの言葉で、もう少し生きてみようという気持ちになった ● 子どもからの言葉で、一つ一つ複数ある疾患を治していこうという気持ちになった ● 若いとき（支えあう家族がいないとき）に透析になったとしたら、生きているのが嫌になっただろう ● 無料で透析を受けられることについて、ありがたい気持ち ● ここ（自宅から近いクリニック）で透析をすることがいいと思う ● 透析をする機械があってありがたいと思う（昔は透析治療がなかったから）
⑤身体的な負担が軽減したことを実感する	● 身体の悪いところ（複数あった疾患のうちの一つ）を治して、混乱が落ち着いた（透析導入で混乱していたが落ち着いた） ● からだが苦しい状態を透析で改善することで、気持ちが落ち着く ● 透析をすることで、からだが楽になることを期待する

【⑤身体的に負担が軽減したことを実感する】

　1回につき4〜5時間といった制約を強いられ、からだに負担のかかる透析治療であるが、透析をすることでからだが楽になることを実感するというメリットを繰り返し感じることで、少しずつレジリエンスが高まっていくという特徴がある。表2にあるような、「透析をすることで、からだが楽になることを期待する」という例から、透析での除水による呼吸困難の改善による身体的苦痛の緩和に期待し、実感することによって透析というつらい治療からこころが回復する状態になっている。

　また、透析以外の身体の問題が解決されることも患者の抱えている複数ある苦痛を減らすことにつながり、それによって患者が透析と向き合うことができ、受容につながることもある。

高齢透析患者が有しているレジリエンスの構造

　これらのレジリエンスを構造的にとらえると、**図1**に示すようになる。

　ここに示す【いままでの人生を振り返り、改めて生きることについて見つめ直す】と【いままでの人生経験に比べれば何だって大丈夫と思う力】は、まさに高齢者特有のレジリエンスであるといえる。高齢者は、長い人生の中で戦争などの困難を乗り越えてきた経験があり、そのことが自信となって自分を支えている。また、高齢者にとって配偶者や子どもは人生の途中からの伴走者である。【いままでの人生経験に比べれば何だって大丈夫と思う力】という特徴は、例えば戦争体験などといった、配偶者や子どもとの関係を形成する以前の経験から培われている。そのため、高齢者にとっては、人生経験やその人生を振り返ることが強いレジリエンスの重要な基盤となる。【いままでの人生を振り返り、改めて生きることについて見

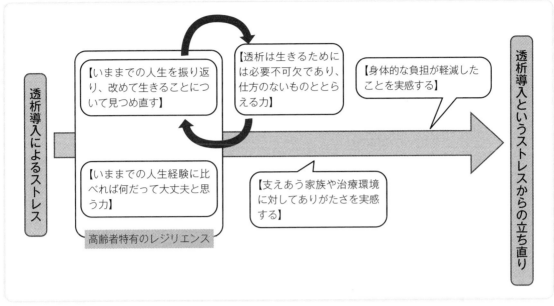

図1 高齢透析患者が有するレジリエンスの特徴

つめ直す】と【いままでの人生経験に比べれば何だって大丈夫と思う力】という特徴は、高齢者特有のレジリエンスとして根底に存在している。透析をきっかけに改めて自分の人生を振り返ることで生きることについて見つめ直し、透析を受け入れていくレジリエンスを高めることができる。

また、【今までの人生を振り返り、改めて生きることについて見つめ直す】は、「生きたい」という気持ちが強いほど透析をしていくしかないと思い、【透析は生きるために必要不可欠であり仕方のないものととらえる力】というレジリエンスにつながっているといえよう。しかし、時には「透析は仕方のないもの」と思う気持ちが強くなり、「人間は自分で死ぬことはできないから、寿命をまっとうするしかない」と人生を振り返り、生きることを見つめ直す。このように、行きつ戻りつを繰り返し、透析を受けながらも強く生きていく自分への適応に向かっていると考えられる。

さらに、【支えあう家族や治療環境に対してありがたさを実感する】ことと、透析治療を行っていくうちに尿毒症症状が改善することで【身体的に負担が軽減したことを実感する】ことが、高齢透析患者のレジリエンスをより高めている。

このように、5つのレジリエンスは独立して存在しているのではなく、透析という困難に直面したことで、高齢者だからこそ有しているレジリエンスが根底にあり、さらに家族や環境要因への感謝、そして身体的改善も、さらに強いレジリエンスにつながっているといえよう。

高齢透析患者のレジリエンスを高めるための看護支援

1. 高齢透析患者のレジリエンスを高める「聞き書き」

高齢透析患者のレジリエンスを高めるための支援として、「聞き書き」がある。これは、"語り手"に自分のことを語ってもらい、"聞き手"が文字に起こして"語り手"の言葉を使って冊子やカードにする、いわば『自分史』を聞き手が作成することで、聞き手と語り手に変化をもたらす活動のことである[6]。ライフストーリーについて語ることは自己理解を促すケアになる[7]ことは知られている。

しかし「聞き書き」では、語るだけでなく、その語りが冊子になった物を語り手自身が読んだり、語り手が大切にしている物の写真も入れたりするため、語り手は視覚的にも等身大の自分を見ることにもなる。自分史を読むことの効果としては、人生の軌跡を自己確認できることや、人生の中で遭遇した苦難をいろいろな人に助けられながら乗り越えてきた体験を発見すること[8]といわれている。

【いままでの人生を振り返り、改めて生きることについて見つめ直す】ことや【いままでの人生経験に比べれば何だって大丈夫と思う力】を高めるため、聞き書きは大きな影響をもたらす支援になると考えられる。聞き書きにより自分の人生を振り返り、過去・現在・未来をつなぎ、人生の軌跡を統合することが可能となる。また、人生のなかで遭遇した困難を乗り越えてきたということを、対象者自身が改めて発見することができる。実際、看護師から聞き書きを受けた患者から、「活字になることで、自分の人生を再認識するきっかけになりました」という声を多く聞いている[6]。

聞き書きの介入によって、患者自身が「こんなにがんばってきたんだ」と再確認することができ、透析に対するレジリエンスが高まるといえる。また、聞き書きのなかで患者自身が自分の人生を改めて見つめることにより、【透析は生きるために必要不可欠であり仕方のないものととらえる力】が高まることも予測される。

2. 患者の訴えには共感的姿勢で向き合い問題を解決する

【支えあう家族や治療環境に対してありがたさを実感する】という特徴から、支えてくれている家族や治療環境に目を向け、患者が実感できるようにかかわることが大切である。さらに、【身体的に負担が軽減したことを実感する】という特徴から、身体的問題の解決を行うことも重要である。例えば、透析後に患者の足背を押し浮腫の軽減を患者と共有するなど、患者自身が透析による身体的負荷の軽減を実感できるよう、「患者にふれる支援」を行うことは必須である。

さらに、透析以外の身体的問題の解決もレジリエンスを高めることから、尿毒症以外の疾患による症状にも注目して看護を行うことが必要である。透析患者は、何らかのからだの不調を有しているのが当たり前になっていて症状を訴えないことが多い。患者を注意深く観察し、患者の訴えには共感的姿勢で向き合い問題を解決していくことが必要である。

このように、レジリエンスを高める支援を行うことで、患者が透析を受け入れ、前向きに生きていく支援につながると考える。

事例紹介：Hさん、80歳代、男性
週3回の血液透析を外来で3年実施している

Hさんは3年間、週3回の血液透析を外来で実施している。現在は妻と二人暮らしだが、3人の子どもを育て上げ、5人の孫がいる。Hさんは実家の農業を継ぎ、妻とともに働く毎日であった。

Hさんが50歳のころに糖尿病と診断され治療を続けてきたが、ついに透析治療が必要だと医師から告げられた。Hさんは、「もう俺の人生は終わったよ」と話し、ショックを隠し切れない様子であった。透析は週3回通院し、1回4～5時間かけて行わなくてはならないが、そのほかにも水分制限や食事管理も必要となり、Hさんにとって大きなストレスとなった。

看護師は、Hさんとゆっくり話し合う時間を設け、本人のつらい気持ちや不安を傾聴した。そのなかで、Hさんのいままでの人生についての聞き書きを行った。するとHさんは「俺は戦争を経験した。何とか生き延びることができた。戦争が終わってからも食糧難で大変な思いをした。自分で言うのもおかしいけど、よくがんばってきたと思うよ。あの大変な思いに比べたら透析なんてたいしたことじゃないかもな」と話してくれた。これは、

【いままでの人生経験に比べれば何だって大丈夫と思える】を表す発言である。また、「戦争を経験して、農業をがんばってきて、子どもたちも大きくなったし、これからは自分の好きなように生きていけると思ったんだよね。まだまだやりたいことがあるし、そのためには透析しなきゃだよな」と話した。これは、【いままでの人生を振り返り、改めて生きることについて見つめ直す】を表す発言である。

　看護師は、「聞き書き」としてこれらの語りを20ページほどのA5サイズの冊子にまとめ、2週間後にHさんに渡した。するとHさんは「へー、俺の話がこんな本になったんだ。嬉しいね」と笑顔で喜び、冊子を手に取った。じっくり読んだあと、「女房のためにも、透析をしてまだまだ長生きしなきゃだなって、改めて思うよ」と、静かに、そして自分に言い聞かせるように話してくれた。これは、【透析は生きるために必要不可欠であり仕方のないものととらえる力】であり、【支えあう家族や治療環境に対してありがたさを実感する】を表す発言である。さらに数日後、再びHさんに話を伺うと「やっぱり透析するとからだが楽になるんだよね」と柔らかい表情で答えてくれた。これは、【身体的に負担が軽減したことを実感する】を表す発言である。

　Hさんはその後も透析治療に通い、非透析日は趣味のグラウンドゴルフを妻と楽しむという生活を送っている。看護師がHさんの人生を振り返る聞き書きを行ったことで、Hさんのレジリエンスが高まり、Hさんらしく生きていけることにつながった。

患者の発言例や事例は、当該クリニックの倫理審査委員会で2012年に承認を得て患者へのインタビューをもとに収集したものと、看護師による経験的なものを織り交ぜて、個人が特定されないように加筆・修正したものである。

引用文献

1. 石井京子：レジリエンスの研究の展望. 日本保健医療行動科学会年報 2011；26：179-186.
2. 石井京子，藤原千惠子，河上智香，他：患者のレジリエンスを引き出す看護者の支援とその支援に関与する要因分析. 日本看護研究学会雑誌 2007；30（2）：21-29.
3. 石毛みどり，無藤隆：中学生のレジリエンスとパーソナリティとの関連. パーソナリティ研究 2006；14（3）：266-280.
4. 古屋健，三谷嘉明：高齢者QOL研究の諸課題. 名古屋女子大学紀要 2008；54：121-132.
5. 日本透析医学会 統計調査委員会：わが国の慢性透析療法の現況（2018年12月31日現在）. 日本透析医学会雑誌 2019；52（12）：679-754.
6. 岡美智代，齊藤詩織，井手段幸樹：「じっくりEASE（イーズ）プログラム」における「聞き書き」について―慢性疾患患者の語りを冊子やカードにする看護支援―. 日本慢性看護学会誌 2017；11（1）：34-38.
7. 野口裕二：物語としてのケアーナラティブ・アプローチの世界へ. 医学書院，東京，2002.
8. 岡美智代，小曽根龍志，川瀬真紀子：患者の自分史を作成するという看護イノベーションにおける「語る」，「書く」，「読む」ことの意味―「じっくりEASE（イーズ）プログラム」を通して―. 日本保健医療行動科学会雑誌 2018；33（1）：15-21.

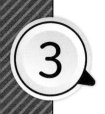

3 透析期
（G5D）
b 血液透析患者の家族の からだ・こころ・社会への影響

岡 美智代、五十畑晶代

透析患者の家族に対する療養支援について

透析患者は水分・食事の制限など疾患管理上の遵守事項が多く、さらには透析療法を受けるにあたって週3回の通院とともに、1回あたり4時間以上の時間的拘束を余儀なくされるなど、からだ・こころ・社会的生活への負担が大きい。この状況のなかで患者が生活をしていくにあたり、家族の療養支援は必要不可欠である。

フォン・ベルタランフィの家族システム論[1]では、家族には、**表1**に挙げる5つの特性があるとされている。透析という治療によって患者と家族に大きな負荷がかかることもあり、家族は患者の療養を支えていくうえでさまざまな思いを抱く[2]。また、患者の高齢化が進むことによって身体的機能の低下から合併症予防や介護なども必要となり[3]、家族の負担が増えてきている。よって、患者だけで

なく、家族、特に配偶者に対する支援の重要性が高まっている。

透析患者の家族が抱く からだ・こころ・社会への影響

透析患者の家族が抱く思いの特徴について、導入期と維持期に分けて述べる（**表2**）。

●導入期

【①透析導入が現実になったことへのショック】

透析導入の可能性について医師からの説明を受けてはいたものの、それが現実となるとショックや動揺の気持ちが強く、また実際に家族が透析を受ける姿を目の当たりにすることが家族自身の苦痛にもつながっていく。

【②患者である家族に生きてもらうには透析を受け入れなければならないという思い】

透析導入に対してショックや動揺を抱えながらも、「透析をしなければ命は助からない」「生きるためには透析を受けるしかない」という思いは患者も抱くことが多いが、家族も同様に「透析を受容しなければならない」という思いを抱くことがある。

表1 **フォン・ベルタランフィの 家族システム論による家族の特性**

①全体性：家族成員の変化は必ず家族全体の変化となって現れる
②非累積性：全体の機能は家族成員の機能の総和以上のものになる
③恒常性：家族システムは内外の変化に対応して安定状態を取り戻そうとする
④循環的因果関係：一家族成員の行動は家族内に次々と反応を呼び起こす
⑤組織性：家族には階層性と役割期待がある

【③透析自体の知識不足による疾患管理の難しさや困難感】

透析に関する知識が不足しているなかで食事や水分管理を行っていくことは大きな負担となる。また、「家族共ども食事内容が変わった」「生活の流れをつかむのが大変」など、患者だけでなく家族全員の生活に影響を及ぼす場合もある。

【④患者が抱える苦痛に対して、その思いを理解し支えることへの困難感】

患者は、透析による血圧低下や倦怠感などさまざまな身体的症状が日常生活にも大きく影響を及ぼすため、家族のなかには「その苦痛を理解してあげなくては」という思いをもつ人もいる。また、患者自身が療養生活へのストレスから精神不安定となるケースもあり、そのような状況の場合、患者を支えることに対して大きな困難感を抱える。

●維持期

【①透析生活に慣れたことで患者の生きがいや楽しみを優先させてあげたいという思い】

透析期間がある程度経つと、透析が生活のなかに定着し、慣れてくる部分もある。そのなかで、

制限を意識しながらも患者の唯一の楽しみである食事に関して、バランスを考えながら外食に行くなど、制限に縛られすぎず患者の満足感を満たしたいという思いへと移行していくこともある。

【②患者である家族の楽しみを支えること、制限を守ることに対する心理的葛藤】

維持期になり【①透析生活に慣れたことで患者の生きがいや楽しみを優先させてあげたいという思い】のように家族の楽しみを優先させてあげたいと思うと同時に、共に生活するなかで、制限ばかりの生活を送る、患者である家族の姿も目の当たりにすることになる。そのため、「好きなものを食べさせたい」という家族としての本心と、「制限を守らなくてはならない」という患者を支える思いによる心理的葛藤を抱く家族が多い。

【③患者である家族に同情しながらも、昔のように自分の時間を自由に使えなくなったことや生活の変化への不満】

透析をしていることで時間的制約を受けているのは患者だけでなく家族も同様で、趣味や生きがいの時間が限られてしまっている患者に同情の気持ちをもちながらも、自身においても時間の制約

表2 透析患者の家族の思いの特徴

時期	家族が抱く思いの特徴	例
透析導入期	①透析導入が現実になってしまったことへのショック	● 透析になるかもしれないっていうことを言われていたけど、ちょっと半信半疑のような感じで……。現実になるとショックよね
	②患者である家族に生きてもらうには透析を受け入れなければならないという思い	● 透析しなければ命が助からないってことでしょ。死んでしまうんだよ
	③透析自体の知識不足による疾患管理の難しさや困難感	● はじめは、透析をやってよくなるんならいいかなっていう感じでしかなかったけど、いざ始めてみると、家では何を食べさせたらいいかわからなくて困った
	④患者が抱える苦痛に対して、その思いを理解し支えることへの困難感	● 職場でも血圧が下がって、ずっと机に顔を伏せてすごしていたって言ってて、本人はいま思うとつらかったと思う。だから、もうちょっと理解してやればよかったかなって思った

(次頁につづく)

	①透析生活に慣れたことで患者の生きがいや楽しみを優先させてあげたいという思い	● 土日とか、何か食べたいっていうものがあればそこに連れてって食べさせて、それで前後にちょっと気をつけるようにしてるんです
透析維持期	②患者である家族の楽しみを支えること、制限を守ることに対する心理的葛藤	● 外に行くと、しょっぱいラーメンでも食べちゃうから、「アレアレ大変だ」と思うんです。でも、大好物のラーメンまで制限させるのは家族としてはつらいんだよ。「食べちゃだめよ」とは言えないね
	③患者である家族に同情しながらも、昔のように自分の時間を自由に使えなくなったことや生活の変化への不満	● 透析の日はこっちも時間が決められちゃう感じね。やっぱり夫の透析に合わせて、自分が起きる時間も変えなきゃいけない ● お母さんは透析があって旅行に行けないから、お母さん一人残して家族みんなで海外に行ったりはできないですよね。正直、ちょっと考えちゃいますね
	④食事や水分管理への悩みと今後への不安	● 「俺、水分摂ってないんだけどな」って言うんだけど結構摂ってる。自分じゃ気がつかないんだろうけど

や生活の変化を余儀なくされていることに対して不満を抱える場合もある。

【④食事や水分管理への悩みと今後への不安】

食事や水分制限への悩みは、透析を開始してある程度の年月が経ったからといって解消されるものではなく、患者の体調や状態の変化によって、そのつど、どのように管理すればよいのかという新しい疑問や悩みが生じている。

透析患者の家族への看護 (図1)

透析患者の家族の大きな悩みとして、導入期の【透析自体の知識不足による疾患管理の難しさや困難感】や維持期の【食事や水分管理への悩みと今後への不安】がある。

導入期では、患者も家族も透析についてよく理解しきれていないなかで食事管理に迫られるため、どうしたらよいかわからないという困難感を抱いている。また、維持期に移行した際にも、患者の体調が悪く、つらいときには家族も何を食べさせ

たらよいかわからずつらくなったり、夏場の水分摂取など患者も家族も制限内でのコントロールに困難を感じることもある。このように、患者がつらいと家族もつらくなる、患者が困難を感じると家族も困難を感じるなど、患者の行動や心理状態が家族内に次々と同じ反応を呼び起こしている点で、表1の家族システム論の「④循環的因果関係」を表しているといえる。そのため看護師は、患者が困難を感じているときは家族も同様の反応を起こす可能性を予測して、早めの対処を心がけるようにする。

患者が一人で通院している場合は、定期的に家族と会うことは少ないが、維持期になっても家族は【食事や水分管理への悩みと今後への不安】を抱くこともある。そのため、看護師は半年ごとなど一定の頻度で家族と会い、悩みや不安について継続的に相談にのるようにしたい。また、透析施設によっては合併症予防や自己管理などについて、定期的にニュースレターのようなものを発行しているところもある。このように、患者と家族にとって必要な情報を医療者が発信していくことで、家族が生活のなかで感じる不安や負担を早めに軽減することも可能だろう。

また、維持期の【透析生活に慣れたことで患者

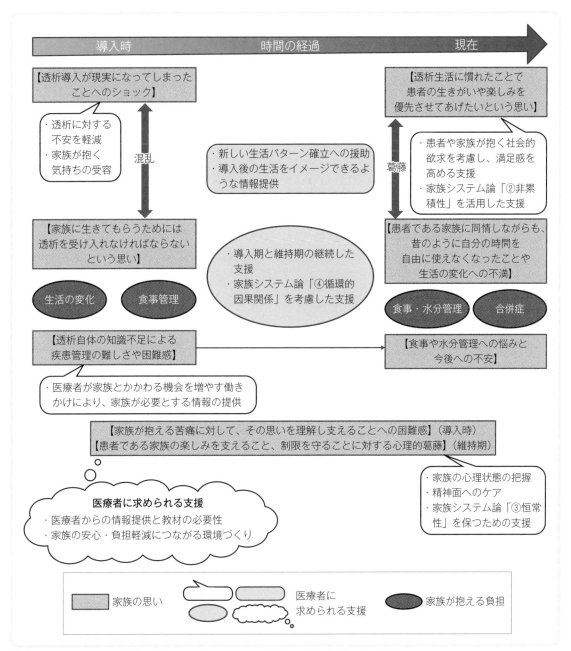

図1 血液透析患者の家族が抱くからだ・こころ・社会への影響と必要な支援

の生きがいや楽しみを優先させてあげたいという思い】の特徴は、旅行など患者の楽しみを実現してあげたくても、体調面や緊急時の対応への不安から躊躇してしまうという家族の気持ちを表している。医療者の介入を要望する声も聞かれるため、患者会などのイベントに医療職が進んで参加する

ことで、患者と家族が安心して旅行を楽しむことも可能になる。このような支援を行えば、患者一人の楽しみだけでなく、家族の生きがいや楽しみを実現させることにもつながり、患者だけが楽しむときよりも、患者と家族が共に楽しむことで楽しさは何倍にもなるであろう。これは、家族の機

能は総和以上のものになるという家族システム論（表1）の「②非累積性」を活用する支援といえる。

維持期の【患者である家族の楽しみを支えること、制限を守ることに対する心理的葛藤】【患者である家族に同情しながらも、昔のように自分の時間を自由に使えなくなったことや生活の変化への不満】にあるように、家族には患者を思う気持ちとともに、自分の欲求も満たしたいという思いがある。家族にも当然欲求があり、その欲求が満たされないと家族の療養支援に対する否定的な感情を抱くことにつながる。介護者の負担や冠婚葬祭などの事情により一時的に入院することを「レスパイト入院」というが、透析患者がレスパイト入院できるところとして、病院の地域包括ケア病棟（病床）や地域包括ケアセンターなどがある。透析が長期にわたれば家族の負担が増えるのも当然であるため、患者である家族にレスパイト入院してもらい、患者の家族が自分を取り戻す時間をつくる支援も必要である。これは、家族が「家族員が透析を行う」という変化に対応しながらも、自分の欲求も満たしたいという安定状態を取り戻そうとする家族システム論（表1）の「③恒常性」を保つための支援といえる。

家族の気持ちや欲求を理解した支援を行っていくことが、家族システムの維持や向上にもつながり、患者・家族へのよりよい療養環境を提供することにもつながるであろう。

事例紹介：透析患者の家族への支援
透析導入3年のIさん（80歳代、男性）の妻への看護支援

Iさん（80歳代、男性）は、糖尿病性腎臓病により透析を導入し3年が経過した。Iさんの妻は、夫が「透析導入が必要だ」と宣告された際、年々腎機能検査の数値が悪くなっていたことから、透析導入になるのでは、という思いはあった。しか

し、いざ現実となってしまったことで大きなショックを受けたが、医師より「透析を受けなければ死んでしまう」との説明を受けていたため、Iさんに生きてもらうためにも透析を受け入れる覚悟をもたなければならないと思った。

糖尿病の治療中からIさんは食事制限を守れず、注意しても過食や飲酒をしてしまうことも多かった。家庭での主な調理者である妻は、夫が糖尿病であるためカーボカウントについて学び、炭水化物の少ない食事をつくる工夫をしていた。しかし、Iさんが透析導入になったことでリンやカリウムの食事制限も加わり、献立を考えることに困難を強く感じていた。これは、導入期の【透析自体の知識不足による疾患管理の難しさや困難感】といえる。

また、Iさん夫婦は共に運転免許を所持していなかったため、週3回の通院の際には娘や息子等の協力を得たり、タクシーを利用するなどとても苦労していた。さらに、透析中に血圧が下がりドライウエイトまで除水ができなかったり、透析時間が予定の4時間を超えることもありフラフラになって帰宅することもあった。そのようなIさんの姿を見て妻は、「体重が増えすぎると、また次回の治療がつらくなるのでは」「次の治療時に看護師さんからまた注意される」という不安を抱えていた。しかし、いままで好きだった焼き肉をがまんしつつ、「肉を食べないと元気が出ない」と言うIさんのつらさについても理解していた。そのため、外食の際に制限を無視して焼肉を食べてしまうIさんに「食べてはだめ」とは言えず、「本当はどうしたらいいんだろう」という葛藤を抱えていた。これは維持期の【患者である家族の楽しみを支えること、制限を守ることに対する心理的葛藤】といえる。

透析導入から3年経過したころ、年齢も重なったことで透析治療後のIさんの体力消耗が激しく、帰宅後は休息を挟まないと食事ができなくなっていた。そのため、妻の昼食時間もIさんに合わせ

て15時ごろになることもあり、妻は不満をかかえていた。これは、維持期の【患者である家族に同情しながらも、昔のように自分の時間を自由に使えなくなったことや生活の変化への不満】にもあるように、透析治療の日は、Iさんに合わせたスケジュールにせざるを得ないという妻の事情をよく表している。

また、旅行や外出が好きだったIさんだが、透析治療により時間的制限が生じるとともに、透析後の激しい倦怠感による身体的制限などから次第に外出への意欲を失っていった。そのようなIさんを見て、妻もつらさや悲しさを抱くようになった。維持期の【透析生活に慣れたことで患者の生きがいや楽しみを優先させてあげたいと思うようになった】とあるように、妻としては楽しみを作ってあげたいと思う気持ちはあるものの、患者の体調によってはその実現が難しいこともある。

この事例より、透析患者の家族である妻にとって必要と考えられる支援を**表3**に示す。

それぞれの家庭環境により必要な支援も異なるため、家族機能を十分に確認したうえで段階的な指導・支援が必要である。

表3 透析患者Iさんの妻が必要とする支援

- 送迎サービスの利用を勧める
- 患者の状態や家庭事情に合わせた透析導入期から維持期への定期的な食事指導や生活指導（家族の悩みに対する相談窓口も必要）
- 家族が抱える悩みを共有できるよう、家族対象の患者会などの情報提供
- 余暇に対する医療者の協力（患者会での旅行イベントなどに医療者が同行し、患者が安心して旅行に赴くことができる環境をつくる）

患者の発言例や事例は、群馬大学医学部臨床研究倫理審査委員会で承認（受付番号13-18）を得て患者へのインタビューをもとに収集したものと、看護師による経験的なものを織り交ぜて、個人が特定されないように加筆・修正したものである。

引用文献

1. ルトヴィヒ・フォン・ベルタランフィ 著，長野敬，太田邦正 訳：一般システム理論. みすず書房，1996.
2. 竹本与志人，香川幸次郎，白澤政和：血液透析患者の精神的健康と主介護者の療養継続困難感との関連性. メンタルヘルスの社会学 2008；14：53-63.
3. 日ノ下文彦，秋葉隆，勝木俊，他：高齢化する血液透析患者の透析実態に関するアンケート調査. 日本透析医学会雑誌 2015；48（6）：341-350.

3

CKD各ステージ別にみた患者のからだ・こころ・社会への影響

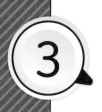

3 透析期

(G5D)

c 皮膚掻痒感のある血液透析患者の からだ・こころ・社会への影響

岡 美智代、福田 愛

透析患者の皮膚掻痒感

「夜中はかゆくて眠れない。夜も絶えまなく掻く ので、朝起きて肌着を脱ぐと真っ赤になっている んですよ。みんな"かゆみでは死なない"といって、 あまり相手にしてくれない。でも、私にとっては 死ぬほどつらいんです」と、ある透析患者から訴 えられたことがあった。さらに、「いっそのこと、 手を切ってしまったほうが楽だと思うことがあり ます」とも話していた。

たしかに、皮膚掻痒感は生命予後に直結する症 状ではないため、医療者の間では重要視していな いことがある。しかし、この患者のように、切実 な苦しみを抱えている人がいるのは事実である。 血液透析患者の約75％の人が皮膚掻痒感を訴え ているという報告[1]がある。また、2006～2012年 のCKDステージG4～G5に関する19件の文献を まとめた研究では、61％の人が掻痒感を訴えて おり、平均57％（範囲42～72％）の患者に皮膚乾 燥がみられたという報告[2]もある。近年では透析 の性能が向上し、わが国では掻痒感を訴える患者 は少なくなっている印象がある。しかし、透析導 入には至っていない慢性腎臓病患者3,780人のう ちの24％の人が、中程度から極度の掻痒感を訴え ているという報告[3]もあることから、慢性腎臓病 患者の掻痒感の問題は「解決済み」とするわけに はいかない。

皮膚掻痒感は透析患者の日常生活でストレスに

なる問題の一つであり、強い掻痒感は患者の QOLを大きく低下させるといえる。

皮膚掻痒感の原因

透析患者の皮膚掻痒感には、主に6つの原因が 挙げられる（**表1**）。臨床的には、これらの要因 が複雑に絡み合って掻痒感が生じていると考えら れる。

①皮膚の乾燥によるもの：透析患者の皮膚は、角 質水分量や発汗量の低下により乾燥しており、 外的刺激に対する防御機能の低下や知覚感受性 亢進が生じやすい。また、透析患者特有の低栄 養も掻痒感の原因となるが、これは高齢者の乾 燥肌にも似た状態といえよう。

②皮膚の菲薄化、アルカリ化による皮膚保護力の 低下：透析患者の皮膚は薄く、皮膚表面がアル カリ性に傾いていることで皮膚を守る力が低下 する。

③透析に起因するもの：腎不全に伴う尿毒症性因 子（中分子量物質、カルシウム、リン、PTH） が蓄積しやすいことや、透析中の内服薬剤、ダ イアライザー、消毒液、テープなどの透析器材 に対するアレルギーによる。

④脳内のかゆみ制御バランス異常：脳内で機能す る神経伝達物質の一つであるオピオイドバラン スの異常。かゆみを感知するβエンドルフィン

表1 透析患者の皮膚掻痒感の原因と対応

原因		対応
①皮膚の乾燥		皮膚角層への水分や油分補給と角質層機能の保持を目的とした保湿外用薬の使用
②皮膚の菲薄化、アルカリ化による皮膚保護力の低下		酸性水の使用、市販の弱酸性ローションなどによるスキンケア
③透析に起因	BUN高値、β_2-MG高値、kt/v低値（1.4以上が望ましい）、Ca、Pの蓄積、PTHの高値による	透析効率の改善、食事療法、リン吸着薬、ビタミンD、シナカルセト、甲状腺摘出手術などを行う
④脳内のかゆみ制御バランス異常	脳内で機能する神経伝達物質であるオピオイドバランスの異常（かゆみを起こすβエンドルフィンのほうが、かゆみを抑制するダイノルフィンよりも多くなる）	μ・κ受容体作動薬の服薬
⑤心理的要因	透析器械による拘束、自尊感情の低下などによる心理的不安定など	患者の訴えに耳を傾けるのはもちろん、患者が「かゆみはがまんせず、楽になってもよいんだ」という希望をもつことができるように、看護者からかゆみの有無を能動的に問いかける
⑥その他	加齢による水分・油分の低下、低栄養、末梢神経障害など	原因に応じた対症療法とするが、先行研究ではアロマテラピー[4]、鍼[5]などの報告もある

のほうが、抑えるダイノルフィンよりも多くなるという中枢性のもの。

⑤心理的要因：透析器械による拘束などによるもの。

⑥その他：もともとのアレルギーや甲殻類などの食べ物による影響など。

皮膚掻痒感が透析患者に及ぼすからだ・こころ・社会への影響

皮膚掻痒感が透析患者に及ぼす影響として、【①睡眠に関する困難】【②集中力の低下】【③自尊感情の低下】【④衣類や寝具の汚染】【⑤家族や他者への遠慮・申し訳なさ】の5つの特徴が挙げられる（**表2**）。

【①睡眠に関する困難】

掻痒感が原因で入眠困難や中途覚醒、熟眠が得られないなど、睡眠に関するあらゆる障害が生じていることをいう。掻痒感が強くて眠れないときは、横になった後も再度起き上がり、薬を塗り直してから再び寝るという人もいる。

【②集中力の低下】

掻痒感のために、やるべきことに集中できず仕事が滞ってしまうなどの状況を表している。

具体的には、「かゆみが原因で、仕事や日常生活で何かするときも気が散ったり集中できないことがある」「掻き始めると掻くことに熱中してしまい、仕事やほかのことに対して気が散ってしまったり、集中できなかったりすることがある」など、やるべきことが効率よく果たせていないと訴える。

【③自尊感情の低下】

掻き壊しによって皮膚に傷をつけてしまい、人前で肌を露出するのが恥ずかしくなる。このことから、自分がだめな人間のような気がしてみじめな気持ちになるなど、自分のことを卑下してしまう状態である。

具体的には、「人に汚い肌を見せて、何と思われるかと考えると……。自分がだめなような気がする」「プールに行くと肌がボロボロでみじめよ」などの発言がみられる。このように語る人は、話す表情からも心理的なつらさや悲しい気持ちが伝わってくる。

【④衣類や寝具の汚染】

掻痒感の解消のために保湿剤などの軟膏を塗っているが、それが衣服や寝具についてしまい不快な思いをするということである。例えば、「薬が衣類の内側についてベトベトする。その衣類を洗濯するのが大変」「掻き壊してしまって、衣類や布団に血がつく」という人もいる。

【⑤家族や他者への遠慮・申し訳なさ】

掻くと落屑があるため人前では遠慮する、掻破によって家族や他者に不快感を与えてしまうのではないかという申し訳なさを感じているということである。例えば、入浴時には掻破による落屑によって湯船が汚れるため、たとえ家族であっても申し訳ないという人や、人前で掻くことへの抵抗があるため、温泉や銭湯を利用することができない人がいる。また、新幹線を利用する際、掻いていると人目が気になるという理由から、あえて人

表2 皮膚掻痒感が透析患者に及ぼす影響

皮膚掻痒感が透析患者に及ぼす影響	例
①睡眠に関する困難	● 途中で目が覚めると、掻いてしまい眠れない ● かゆくて眠れず不眠になるよ
②集中力の低下	● 仕事中でも掻いてしまい、落ちつかないね ● 掻き始めると掻くことに熱中してしまい、仕事や他のことに対して気が散ってしまったり、集中できなかったりすることがある ● イライラする
③自尊感情の低下	● 人に汚い肌を見せて、何と思われるかと考えると……。自分がだめなような気がする ● プールに行くと肌がボロボロでみじめよ
④衣類や寝具の汚染	● 薬をたくさん使うので服の内側に薬がべっとりとついてしまい、 べたべたする ● 掻き壊して布団に血がついてしまう ● 薬がズボンの内側とかについちゃうと洗濯するのが大変みたいで、苦労していました
⑤家族や他者への遠慮・申し訳なさ	● 掻き壊してしまう様子を見て、自分よりも家族が心配していたんです。家族に心配かけちゃうよ ● お風呂の中で掻いてしまうとお湯が汚れてしまうので、次に入る人の前にお湯を交換していたんです。たとえ家族であっても、申し訳ないよね ● かゆみが始まってから一度も人とお風呂に入ったことがない。湯船の中で掻くとお湯が汚れてまわりの人に不快感を与えてしまうので、温泉は入らない ● 仕事で電車通勤のとき周囲の目が気になったり、人前で掻くのが嫌で、人混みを避けてグリーン車を利用していた

があまり多くないグリーン車を利用するなど、他者に遠慮しているうえに経済的な負担まで抱えている人もいる。

皮膚掻痒感が患者に及ぼす影響への看護支援

皮膚掻痒感が、透析患者の日常生活のあらゆる面で大きな影響を及ぼしているため、ここではその看護支援について述べる（表1）。

【睡眠に関する困難】では、掻痒感に関する睡眠障害は広く知られており、なかでも就寝前にかゆくなる人が多いといわれている。このことから、就寝前の掻痒感を最小限にするには、特に入浴後のケアをていねいに行うことが有用であろう。入浴後のていねいなセルフスキンケアを継続することで、乾燥などの外的刺激から肌を守り、皮膚の状態を安定させる。

なお、保湿剤などは、その特徴を知り、対象者の嗜好に合わせて選択したい（軟膏は水分が含まれていない、クリームは水分と油分が含まれているため軟膏に比べて吸収されやすいが、汗で流れやすい、など）。

【集中力の低下】も、掻痒感の各原因により適切な対処を行うことが重要である。【睡眠に関する困難】や【集中力の低下】への対処としては、乾燥予防を目的とした尿素配合の保湿剤の使用、アレルギーに対する外用薬（抗ヒスタミン薬、NSAIDs、ステロイド外用薬）や内服薬（抗ヒスタミン薬、塩基性抗アレルギー薬）の使用、透析不足を防ぐために十分な透析を行うこと、中枢におけるかゆみに対する経口掻痒症改善薬の処方などが挙げられる[6]。

血液透析患者の掻痒感軽減におけるセルフモニタリング法を用いた研究では、患者自身がセルフケアの目標を設定し、かゆみの観察や自己効力感を記した日記を通してスキンケアを継続すること

で、患者の自己効力感がセルフケアに大きな影響を及ぼしていることもわかっている[7]。

なお、皮膚掻痒感が患者に及ぼす影響のうち、【自尊感情の低下】と【家族や他者への遠慮・申し訳なさ】についてはここで特記したい。

掻痒感のために自尊感情が低下しているということや、他者に引け目を感じているということはいままで知られていなかったのではないだろうか。ここでは、患者への実際のインタビュー結果をもとに、こころ・からだ・社会への影響について記載している。つまり、患者の「生の声」を記述している。今回、患者の生の声を聞いて初めて【自尊感情の低下】や【家族や他者への遠慮・申し訳なさ】といった、いままで明らかにされてこなかった透析患者の掻痒感へのつらさが浮かび上がってきた。

掻痒感のために自尊感情が低下していたり、他者への申し訳なさを感じていたりすることへの看護としては、「どうせ透析患者のかゆみは治らない」という患者が抱えているあきらめや、「かゆみごときで看護師につらさを訴えるのは気が引ける」といった遠慮があるということを、まずは私たち看護者が真摯に受け止める必要がある。患者は、あきらめや遠慮などからつらさを訴えることができずにがまんしていることもある、ということについて真剣に対応を考えるべきである。

掻痒感を評価するアンケート式のスケールでは、睡眠や仕事・勉強への影響については質問項目としてよく用いられている。しかし、自尊感情や他者への引け目などの心理社会的項目はあまりないように思われる。透析患者が抱く「かゆみは仕方のないもの」という思いを少しでも減らし、患者が「かゆみはがまんせず、楽になってもいいんだ」という希望をもつことができるような、積極的な看護介入をしていく必要がある。ベテランの看護者であれば、からだを掻いている患者を見て、「もしかしたら、この患者はかゆみがあるのにあきらめて訴えていないのかもしれない」という思

いが脳裏をかすめながらも、患者からの訴えがないと無意識に見て見ぬふりをしていることがあるのではないだろうか。その思いがよぎったときは、ぜひ看護者から「かゆみでつらい思いをしていませんか?」と能動的に問いかけるようにしたい。自分のつらい思いをわかってくれる他者が一人いるだけで、患者は救われることがあるからである。

事例紹介：Jさん、50歳代、男性

透析歴10年、かゆみには保湿剤を適時自分で塗布して対処している

Jさんは、原疾患が慢性糸球体腎炎で透析歴10年、妻と子ども3人と同居している。

透析室に入ってくるときから腕をポリポリと掻いていることが多く、掻痒感があるようであったが、普段は掻痒感の訴えはなく、透析の際に体調について尋ねても「特に変わったことはないよ」と言っていた。しかし実際は、透析開始後1時間ほど経過して、からだが温まるとさらに掻痒感が増すようで、寝ていても布団から足を出して掻きむしっていた。

そこである日、看護師が「Jさん、実はかゆみがあるんじゃないですか?　教えてください」と尋ねた。するとJさんは「そうですね。何だか慣れっこになっていて、どうせかゆみは治らないと思っているんですけど、やっぱりかゆくてつらいときがあるんですよ」と答え、少しずつ語り始めてくれた。「実は、かゆいときに掻きたくても、人目が気になって掻けないときがあるんですよ。皮膚がポロポロ落ちると、皆いい気はしないでしょう。かゆいのに掻けなくてつらい、でも掻くと皆から白い目で見られてつらい。どっちにしてもつらいんですよ。正直、みじめですよね」と語ってくれた。さらに「あとね、通勤では電車を使っているんですけど、すごくかゆくなるんですよ。でも、やっぱり、人前で掻くのは周囲の目が気になって嫌なんです。だから、人ごみを避けるため

に、わざわざお金を払ってグリーン車を利用しているんですよ。お金がかかるから大変なんですけどね」と、経済的にも負担を抱えていることを語ってくれた。また、「かゆみが始まってから一度も人と一緒にお風呂に入ったことがない。湯船の中で掻くとお湯が汚れてまわりの人に不快感を与えてしまうので、温泉も入らない」、「家のお風呂でも、湯船の中で掻いてしまうとお湯が汚れてしまうので、次に入る人の前にお湯を交換しているんです。年ごろの娘がいるので、嫌がられますしね」という発言もあり、入浴に関して、他人だけでなく家族にも配慮しながら生活していることがわかった。これは、皮膚掻痒感が透析患者に及ぼす影響のなかでも、【家族や他者への遠慮・申し訳なさ】を表す発言であり、周囲の目を気にしなければいけないこと、人前で自由に掻けないためかゆみをがまんしなくてはならないことがわかる。さらに、「かゆいのに掻けない、掻くと皆から白い目で見られる。どっちにしてもつらいんですよ。正直、みじめですよね」という発言から、【自尊感情の低下】も生じていることがうかがえる。

ほかにも、「かゆみ止めの薬がズボンの内側とかについちゃうと、洗濯するのが大変なんですよ」と語ってくれ、【衣類や寝具の汚染】に関する発言も聞かれていた。普段は掻痒感の訴えはなく、体調も「特に変わったことはないよ」とだけしか言わないJさんであったが、看護師が積極的に問いかけることで、Jさんの生活に、掻痒感によっていろいろな負の影響がもたらされていることがわかった。

Jさんは、ひとしきり掻痒感によるつらさを語った後で、「かゆみでは死ぬことはないだろうからと思っていままで何も言わなかったけれども、実は自分でも気づかないうちにいろいろがまんしていたんだね。看護師さんから質問されてよかったよ。話をしたら、何だか心が楽になったよ」と話してくれた。看護師はJさんに了承を得て医師にJさんの掻痒感について説明し、内服薬を処方

してもらうことにした。2週間ほど内服を続けたところ、Jさんの掻痒感は軽減し「かゆみはかなり楽になりました。今度、日帰り温泉にでも行ってみようかと思っています」と笑顔で語ってくれた。

　以上のことから、この事例は、掻痒感による苦痛やつらさがあるにもかかわらず患者本人が対処をあきらめていること、そして、そのあきらめに対して看護師が能動的にかかわることにより、患者の掻痒感によるつらさを軽減することができた例といえる。

患者の発言例や事例は、群馬大学医学部臨床研究倫理審査委員会で承認（受付番号13-17）を得て患者へのインタビューをもとに収集したものと、看護師による経験的なものを織り交ぜて、個人が特定されないように加筆・修正したものである。

引用文献 ・・

1. 大森健太郎：透析皮膚掻痒症の実態－新潟県内41施設2474名の調査報告. 日本透析医学会雑誌 2001；34（12）：1469-1477.
2. Almutary, Bonner A, Douglas C：Symptom burden in chronic kidney disease：a review of recent literature. J Ren Care 2013；39（3）：140-150.
3. Sukul N, Speyer E, Tu C, et al：Pruritus and Patient Reported Outcomes in Non-Dialysis CKD. Clin J Am Soc Nephrol 2019；14（5）：673-681.
4. Ro YJ, Ha HC, Kim CG, et al：The effects of aromatherapy on pruritus in patients undergoing hemodialysis. Dermatol Nurs 2002；14（4）：231-234, 237-238, 256.
5. Che-Yi C, Wen CY, Min-Tsung K, et al：Acupuncture in haemodialysis patients at the Quchi (LI11) acupoint for refractory uraemic pruritus, Nephron Dial Transplant 2005；20（9）：1912-1915.
6. 平田純生：合併症（かゆみ）. 腎不全を生きる 2008；38：53.
7. 柿本なおみ, 内田祥平, 尾崎佳代子, 他：EASEプログラムによる血液透析患者の掻痒感軽減の検証～セルフ・モニタリングを用いた一例. 透析ケア 2010；16（3）：318-325.

3 CKD各ステージ別にみた患者のからだ・こころ・社会への影響

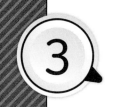

3 透析期
(G5D)
d 緊急導入透析患者の
からだ・こころ・社会への影響

麓　真一

緊急導入透析患者の特徴

1. 血液透析の計画導入と緊急導入

透析導入患者は、「計画導入透析患者」と「緊急導入透析患者」の2つに分けられる。

日本透析医学会の『維持血液透析ガイドライン：血液透析導入』[1]では、血液透析の導入について、「腎不全症候の重症度、緊急性に応じて血液透析導入の判断を優先する」とし、腎機能と腎不全症候（**表1**）とを総合的に判断し、透析導入を決断するとしている。また、日常生活の活動度低下（**表2**）や栄養状態も透析導入の決定に考慮す

べき条件であると述べている。

計画導入では、これらの判断をもとに、定期的に腎臓専門医外来に通院し検査データや身体症状などから検討し、血液透析を行うのに必要なバスキュラーアクセス（VA）の作成や教育入院などを行い、透析導入に向けて計画的に治療を進める。

しかし、**図1**に示すような「保存的治療に抵抗性である、あるいは生命の危険がある」患者では、腎臓専門医に受診しているものの急激な腎機能の悪化がみられた場合や、腎専門医を受診しておらず突然腎不全と診断され緊急的に血液透析を余儀なくされ緊急導入となる患者も存在する。

2. 計画導入透析患者と緊急導入透析患者の違い

計画導入透析患者が透析療法を導入する場合は、長い経過のなかで透析に対する知識を増やし、身体的変化を経験する。そのため、緊急導入透析患者に比べ、透析療法がどのようなものかを理解している人が多い。実際の臨床の場でも、血液透析

表1 腎不全症候

体液貯留	浮腫、胸水、腹水、心外膜液貯留、肺水腫
体液異常	高度の低ナトリウム血症、高カリウム血症、低カルシウム血症、高リン血症、代謝性アシドーシス
消化器症状	食欲不振、悪心・嘔吐、下痢
循環器症状	心不全、不整脈
神経症状	中枢神経障害：意識障害、不随意運動、睡眠障害 末梢神経障害：かゆみ、しびれ
血液異常	高度の腎性貧血、出血傾向
視力障害	視力低下、網膜出血症状、網膜剥離症状

日本透析医学会：維持血液透析ガイドライン：血液透析導入. 日本透析医学会雑誌 2013；46（12）：1135より引用

表2 透析導入期に出現する日常生活の活動度低下

家庭生活	家事、食事、入浴、排泄、外出などの支障
社会生活	通勤・通学、通院の支障

日本透析医学会：維持血液透析ガイドライン：血液透析導入. 日本透析医学会雑誌 2013；46（12）：1135より引用

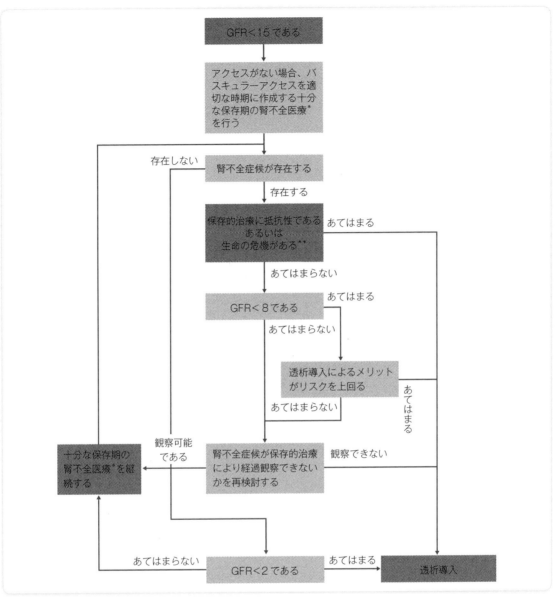

図1 血液透析導入の判断
＊：多職種による包括的な医療を指す。
＊＊：高カリウム血症、うっ血性心不全の存在、高度アシドーシス、尿毒症による脳症、心膜炎など。
日本透析医学会：維持血液透析ガイドライン：血液透析導入．日本透析医学会雑誌 2013；46（12）：1138より引用

導入後にはあきらめや悲観、拒否的な言葉はあるものの、血液透析療法で自己管理をきちんとすることが大事であること、透析は一生続くものであるということを認識し、理解している。

しかし、緊急導入透析患者では、血液透析について知識のないまま導入し、混乱のなかで悲観的で拒否的な態度・言動を表出する患者や、治療に関して同意はしているものの医療者にいわれるがままといった、いわばパターナリズムを一方的に受けているなど、さまざまある。例えば、糖尿病の治療を続けていた患者が、腎臓専門医を受診した際に腎機能の悪化を指摘されることや、急激に心機能が増悪し浮腫が出現して緊急導入となること、などが挙げられる。また、原因はさまざま

であるが、急性腎障害（acute kidney injury：AKI）のように、急激に腎機能が低下し、血液透析を余儀なくされる例もある。

突然の血液透析導入というストレスフルな出来事や、いわれるがまま治療を受けることによって危機的状況となり悲観的や拒否的な態度・言動が現れる。また、医療者と自分の考えのすれ違いが発生したときに患者の精神的苦痛は大きくなる。この状態が続けば、患者にとって危機的状況が続いてしまう。また、緊急的に血液透析を導入することは、計画的に血液透析を導入するよりも導入時の身体的負担がかかっており、安定して導入できるとは限らない。そのような、不安定な状態で透析導入となった患者は、身体的にも精神的にも安定するまでに時間を要する。

緊急導入透析患者のからだ・こころ・社会への影響

緊急導入透析患者が抱く気持ちの特徴を**表3**に示す。

緊急導入透析による患者が受ける影響の主な特徴として、【①予期していなかった導入に対する衝撃】【②家族内役割を果たせるかの不安】【③死を選択しようとする思い】【④いままでの生活への後悔】【⑤知識不足からくるとまどい】【⑥導入への不信感】【⑦導入をせざるを得ないことへのあきらめ】【⑧抵抗のない導入】が挙げられる。

【①予期していなかった導入に対する衝撃】

「導入に対するショック」「将来が断たれたことへのショック」「急激な症状悪化へのショック」などが挙げられる。

いままで「血液透析とは無縁」と考えていた患者が、急激な身体症状の悪化や検査データの増悪から、緊急導入を余儀なくされ、一生行わなくて

はならない治療であることや、それまで思い描いていた将来が断たれたことによる衝撃を表している。

【②家族内役割を果たせるかの不安】

「一家の大黒柱としての生活への不安」などが挙げられる。

これは、家族のなかで父親や母親などの役割を担っていた人が、急な透析導入によりその役割が果たせなくなり、他の家族員が役割を代行できるのかという不安や、その代替をしてもらうという申し訳なさ、さらに家族全体の将来を案ずる気持ちが含まれている。例えば、いままで家族を養い生計を立てていたにもかかわらず、突然の血液透析導入で働けなくなり、今後どのように家族を養っていけばよいのか、仕事は続けていけるのだろうかなど、一家を支えていた大黒柱としての不安を表している。

【③死を選択しようとする思い】

「自ら命を断とうとする思い」「死んでもいいという思い」などが挙げられる。

血液透析を緊急導入したものの、一生続けなくてはならない透析をするくらいなら自ら命を断とうとしたことや、生きることへの希望を失くし死んでもいいという思いから、自分の命を死という方向へ選択しようとした思いを表している。

【④いままでの生活への後悔】

血液透析をせざるを得なくなるまでの自らが歩んできた生活のなかで「食生活や自己管理をしっかり行っていれば、つらい思いをしなくてすんだのかもしれない」という後悔を表している。

【⑤知識不足からくるとまどい】

「透析治療の現実に直面したことによるとまどい」などが挙げられる。「血液透析」という言葉は聞いたことはあるが、具体的にどのようなものか知らずに、知識不足のまま急遽導入となったことにより、血液透析の治療時間の長さへの驚きなどがみられる。

【⑥導入への不信感】

「透析に対する疑心暗鬼」「やりたくないという思い」などが挙げられる。

身体症状がないにもかかわらず血液透析を導入しなくてはならないため、「本当は血液透析をしなくてもよいのではないか」という疑心暗鬼から、血液透析導入への不信感を表している。

【⑦導入せざるを得ないことへのあきらめ】

「導入へのあきらめからの覚悟」「導入をうすうす感じていたことによるあきらめ」「血液透析導入は仕方のないことというあきらめ」などが挙げられる。

糖尿病で通院していた際に血液透析のことを多少聞いていたことや、身体のつらさや自分自身の老い、医師の言葉を聞き入れ血液透析を導入したことへのあきらめを表している。

【⑧抵抗のない導入】

「治療効果への実感」「透析を身近に感じる存在」「治療に対して抵抗のない思い」などが挙げられる。

血液透析を行うことで、いままでつらかった身体症状の改善や、自分の命が守られていくという安堵感、血液透析を行っていても普通の生活を送

表3 緊急導入透析患者のからだ・こころ・社会への影響

緊急導入透析患者のからだ・こころ・社会への影響	例
①予期していなかった導入に対する衝撃	● 透析を一生しなくてはいけないことがショックだった ● 透析導入時のことをいま思い返しても、涙が出てしまうくらいショックだった ● 透析をずっとやらなくてはいけないことにショックだった ● ショックでなかったと言えば嘘になる ● 緊急透析をすることにより、人生のすべてが終わってしまった ● 今後やってみたいと思い描いていた将来が全部だめになってしまった ● 透析について聞いたことはあるが、まさか自分がなるとは思わなかった ● 自分が透析を行うことになるとは思っていなかったからがっかりした ● 腎臓が急に悪くなり、透析を行わなくてはならなくなるとは思っていなかった
②家族内役割を果たせるかの不安	● 入院して、仕事できなくなって一銭も入らなくなったら、一家を支えていた者としては、生活がどうなるか考えて不安だった ● 透析をすることで仕事も収入もなくなったら、今後妻と子どもをどう養っていけばいいか、そんなことばかり考えていた ● 緊急導入時は、働きたいのに働けないのがいちばん嫌だった
③死を選択しようとする思い	● 透析をすることで死にたいと思い、いつでも自殺できる準備をしていた ● 透析を一生続けていくくらいなら死んでしまおうと思った ● 透析をするくらいなら死んでもいいという気持ちになった ● 透析を始めてから、いつ死んでもいいという気持ちになった

(次頁につづく)

④いままでの生活への後悔	● 透析になる前から、食事で腎臓が悪くなるとは知らず、からだの具合も悪かったが何もしなかった、そのせいで透析になってしまったと思った ● 死にそうになるくらいつらい思いをするんだったら、透析する前の生活にもっと気を配ればよかったと後悔している
⑤知識不足からくるとまどい	● 透析時間が長いことに驚いた ● 透析を4時間行うことに驚いた ● 透析時間が長いことが大変
⑥導入への不信感	● 透析導入時に症状がなく、本当に透析が必要なのか、実際はどうなんだろうって不安じゃなく疑心暗鬼があった ● 透析導入のときはからだに異常はなかったから、透析をやらなくちゃいけないのか、できればやりたくないという気持ちが強かった
⑦導入せざるを得ないことへのあきらめ	● もう透析をやるしかないやと思い覚悟をきめた ● 自分は糖尿病で、いずれ透析をしなくてはいけなくなると思っていたからついに来たかという感じだった ● 透析を始めると言われたとき、いままでの疾患もあり、やむを得ないとあきらめた ● 週3回の通院を知り、とうとう透析になってしまったと自覚 ● 糖尿病で通院していた病院から紹介されて受診して、その日のうちに透析になったことからあきらめた ● 透析については何度か聞いており、導入したときは大変な病気になったなと思った ● もともと糖尿病があり、透析についての話も聞いたことがあったから、透析をすることはしょうがないなって思った ● 身体がつらかったからあきらめた ● 透析をしなくてはいけないと医者から言われ、しょうがないと感じた ● 歳も歳だったから、透析することに対して苦に思ってもしょうがないと思った ● 透析導入時には立ちくらみがずいぶんあり、死んじゃうなら（透析をしなくては）仕方ないと思った
⑧抵抗のない導入	● 透析することで食欲が戻り、透析はこんなによいものなんだと思った ● 足のむくみがとれて、からだが楽になった ● 透析をしていれば命が守られるという安堵感 ● 透析をすることはつらくなかった ● 祖父が透析をしていたことで、自分自身も透析をすることに抵抗がなかった ● 祖父が透析をしていて、祖母が徹底的に食事の蛋白とか塩分を管理しいてたから、自分の食事も管理された食事になるのかと思うとちょっと嫌だった ● 会社の上司が透析を受けているが問題なかったので抵抗はなかった ● 母親が透析を受けており、いずれはなると思っていたため抵抗はなかった ● 母親も弟も透析をしていたため、ある程度覚悟をしていた ● 透析を導入したときにショックはなかった ● 透析について何も考えていなかった ● 透析に対して何も感じなかった ● 透析を始めたときの気持ちは意識がなかったからわからない ● 急な透析導入のため、透析について見当もつかなかった

っている身近な人の存在などがあり、大きな疑問ももたずに治療として導入したこと、これらのことがあり抵抗なく血液透析導入を果たしたことを表している。

緊急導入透析患者が抱く気持ちの特徴をふまえた看護支援

1. AguileraとMessickの危機モデル

緊急的に血液透析導入をした患者にとって維持

透析を行っていくということは、いままでの日常生活は破綻し、新しい生活を今後の人生として組み直していかなければならないことになる。

AguileraとMessickは、人が危機をまねいた出来事に遭遇したときそれを解決する過程に焦点を当て、そのなかで均衡を回復させる働きをする「バランス保持要因（①出来事の知覚、②対処機制、③社会的支持）」の有無によって危機に陥るか否かが決定されるという一連の段階を、問題解決型危機モデルとして示した[2]。「バランス保持要因」の1つかそれ以上かけている状態が続くと危機に陥るとしている。

すなわち、緊急透析導入は患者が遭遇した「危機をまねいた出来事」としてとらえることができる。「危機をまねいた出来事」に対して、どのような看護支援が「バランス保持要因」を保つ方法として患者に必要であり、患者の血液透析への理解を助けるとともに、その患者を理解するための看護となるかを見いだすことができる。

2. AguileraとMessickの危機モデルを用いた看護支援の例

緊急導入透析をした男性患者は、緊急血液透析導入により自分の役割を果たせないことや、急な血液透析導入による衝撃で死を選択しようとしている（【家族内役割を果たせるかの不安】【予期していなかった導入に対する衝撃】【死を選択しようとする思い】）。

血液透析を実際に導入しているため、血液透析という「出来事」を事実として知覚できている（バランス保持要因の「①出来事の知覚」）が、それを認めたくない心理がある。また、バランス保持要因の「②対処機制」に関しては、適切な対処機制が働かず、情動中心のコーピングが強いと考えられ、将来への喪失感や家族を養っていけないという不安から精神的な危機的状態にあるといえる。

また、【知識不足からくるとまどい】【導入への

不信感】【いままでの生活への後悔】【導入せざるを得ないことへのあきらめ】については、血液透析導入に対して一見危機を回避できているかのようにみえるが、とまどいや不信感を抱きつつ血液透析を導入したため、危機的状況にあるといえる。このような思いを放置しておけば、やがて医療者への不信感から血液透析を拒否してしまうという事態になりかねず、問題を大きくしてしまう可能性がある。血液透析を正しく認識できていないことからゆがんだ知覚をしており、バランス保持要因の「①出来事の知覚」ができていないためと思われる。

しかし、【抵抗のない導入】では、実際に血液透析をすることで得られる治療の効果を知ることや、職場の人といった周囲の環境へ働きかけ理解を得ることで、患者の透析導入時に生じる危機的状態に陥る要因を軽減できる。

これらのことから、患者にとって最も身近で血液透析に関しての知識をもつ看護師が、知識を提供することが有効であると思われる。しかし、緊急導入の場合、計画導入に比べて急に始まった治療の影響や、短時間で多くのことを指導されるため、その知識をなかなか受け入れることができない。また、患者は多くの機械に囲まれて、何をされるのかわからずに恐怖や拒否感を抱く。そのため、まずは現在行っている処置を説明して恐怖を取り除くよう務める。そして、その処理の必要性を説明し、透析に対して患者が抱いている「拒否感」を「必然性」という認識に変更できるように支援をすることが重要である。

また、家族内役割のうち患者が主たる生計維持者の場合、職場の人等によるサポート体制を整えソーシャルサポートを強化していくことが大切である。その際、患者の意向を確認したうえで、看護師や医師が患者の職場へ血液透析についての的確な情報を伝えることも有効である。なお、状況に応じて、「透析患者では仕事ができない」「透析患者は雇用しづらい」といった誤解をされないよ

うな説明や、透析治療と仕事が両立できるような勤務を考慮してもらえるように説明することも必要である。

このような支援により、患者の透析に対する不安や抵抗感の軽減につながる。

事例紹介：Kさん、40歳代、男性
１年前、糖尿病性腎臓病により緊急導入透析となったころの振り返り

Kさんは、以前は運転手をしていたが、透析導入を機にデスクワークへ変更となった。

緊急透析導入時の状況を振り返り、「症状が極端に出始めたのは２週間くらいかな。からだがむくんでおかしいなって思って。そのうちに、今度は横になると苦しくなってくるんだよね。それが２～３日続いたら、仕事に行ってて車から降りられなくなっちゃって。ちょうどその日は診察の日で、行ったらもう心臓が倍以上に腫れちゃってるって。そんで、すぐ病院に行ったんだけど、そこでは透析ができないっていうんで、別の病院に転送された。このときはもうほとんど意識がなかったよ」と語った。また、「入院するまでは覚えているけど、そのあとは意識がなかったよ。気が付いたら次の日で、透析やりますよって……。意識がボケっとしている間に管入れられちゃって、そのまま透析してたよ」と続けた。これは、尿毒症状が増悪し、生命の危険性がある状態での緊急透析導入となった典型的な事例である（家族と本人へ説明し、同意書の記載はなされていた）。

緊急的に透析を導入しなければならなくなったときの気持ちを聞いたところ、「生活がどうなるか考えて不安だった、今後どうすればいいか、そんなことばっかり。不安しかなかったね」と語った。Kさんは40歳代で働き盛りであり、小学生の子どももいた。そのため、緊急透析導入直後は、今後の生活や生計をどうすればよいかと不安に思

っていた。これは、【家族を支える立場としての不安】を表出している。

時間の経過とともに気持ちに変化はあったか聞いたところ、「最初のころは透析がいやでいやでしょうがなかったよ。しらばっくれようかと思うくらいだった。死んでもいいやって気になってたね」と語った。これは、【死を選択しようとする思い】を表出した語りであった。

１年間透析を続けているKさんに、いまはどのような気持ちで透析を行っているのか聞いてみると、「前はどうでもよかったけど、いまは食べる物とかいろいろ勉強して、自分のからだを大事にしようと思っている」と語った。そのような気持ちになった理由を尋ねてみると、「職場の理解もあって、何とか仕事も続けられているけれど、仕事を続けられなくなる不安とか、やっぱり家族が大きいかな」と語り、「その辺のケアもね、まわりの支えがなかったら、一人だったら絶対できないだろうね。家族とか、看護師さんとかね」と続けた。この語りから、知識を得ることで自身のからだに気を使えるようになったことや、家族や職場、看護師といったソーシャルサポートの必要性を理解していることがわかった。

看護支援として、これらのニードを情報収集し、緊急導入透析患者に何が必要であるかをアセスメントし提供することで、透析とともに生きていく手助けができるよう支援していく必要がある。

患者の発言例や事例は、群馬大学医学部臨床研究倫理審査委員会で承認（受付番号12-14）を得て患者へのインタビューをもとに収集したものと、看護師による経験的なものを織り交ぜて、個人が特定されないように加筆・修正したものである。

引用文献 ⋯⋯⋯⋯⋯⋯⋯⋯⋯⋯⋯⋯⋯⋯⋯⋯⋯⋯

1. 日本透析医学会：維持透析ガイドライン：血液透析導入. 日本透析医学会雑誌 2013；46（12）：1107-1155.
2. ドナ C.アギュララ：危機介入の理論と実際. 小松源助, 荒川義子 訳. 川島書店, 東京, 1997；19-32.

3 透析期 (G5D)
e 血液透析患者のバスキュラーアクセスが及ぼすからだ・こころ・社会への影響

丸山真実、清水美和子

バスキュラーアクセスとは

　血液透析治療を行うためには、機器に大量の血液を送り出し、浄化された血液を体内に取り入れなければならず、その大量の血液をやりとりする交通手段が必要である。それがバスキュラーアクセス（vascular access：VA）である。

　VAは、血液透析患者が透析治療を受け続けるために必要不可欠なものであり、透析患者の"命綱"ともいわれている。

　VAの種類には、「自己血管内シャント（arteriovenous fistula：AVF）」「人工血管内シャント（arteriovenous graft：AVG)」「動脈表在化」「留置カテーテル」などがある（**表1**)[1]。

1. バスキュラーアクセスの種類

1）自己血管内シャント（AVF）

　自己血管内シャントとは、血液を取り出すために腕の動脈と静脈を手術でつなぎ合わせ、静脈に多くの血液を流して血流をよくし、静脈に穿刺して透析を行う方法である。自己血管内シャントは、男性で91.5％、女性で84.6％を占めている。男女とも年齢が高くなるにつれて自己血管内シャントの占める割合が低下する傾向を認めている[2]。

2）人工血管内シャント（AVG）

　人工血管内シャント（グラフトともいう）とは、人工血管動静脈間を人工血管でバイパスしてシャントを作製するもので、通常、人工血管（グラフト）に穿刺して透析を行う。自己血管内シャントが第一選択であるが、自己血管内シャントの造設が困難な場合や作製しても穿刺が困難な場合には、人工血管内シャントが選択される。しかし、わが国での人工血管使用患者の割合は少なく、透析患者全体の7.1％である[2]。

3）動脈表在化法

　動脈表在化法は、内シャント作製が困難な場合や、シャントによる心負荷に耐えられないと予想される症例で選択される。四肢の骨の近くを走る太い動脈を表在化し、動脈を直接穿刺して透析ができるようにする手術である。一般的には上腕の動脈を用いる。動脈を毎回直接穿刺するため、動脈出血や動脈狭窄のリスクが高い。

表1 バスキュラーアクセスの主な種類

● シャント
・内シャント［自己血管内シャント（AVF）、人工血管内シャント（AVG)］
・外シャント
● 非シャント
・動脈表在化法（上腕動脈表在化、大腿動脈表在化）
・留置カテーテル（短期型長期型）
・動脈直接穿刺
・大腿静脈直接穿刺
・動脈−動脈ジャンプグラフト

4）留置カテーテル

　留置カテーテルには短期型と長期型がある。短期型バスキュラーカテーテルは、緊急に血液浄化を必要とする症例およびVAトラブル時に使用する場合がある。一般的には、大腿静脈あるいは鎖骨下静脈（最近は内頸静脈を使用することもある）にダブルルーメンカテーテルを挿入する。

　長期型バスキュラーカテーテルとは、長期的に血液浄化を行う目的で留置するカテーテルのことをいう。長期型カテーテルの最大の合併症はカテーテル内感染である。透析中から透析後の全身状態の悪化につながらないよう十分な管理と観察が必要である。

2．バスキュラーアクセスの注意点

　血液透析療法を行うためのVAの条件として、①血液浄化療法に必要な血液を脱血・返血できる、②反復使用に耐えられる、③合併症が少ない、④長期にわたり使用可能、⑤管理が容易であることが求められる[2]。

　VAは血液透析を行うためにはなくてはならないものであり、合併症予防は重要である。VAの主な合併症を**表2**に示す。

表2　バスキュラーアクセスに関連する合併症

- 血流量不足
- 狭窄（動脈／静脈の内腔狭小化）
- 血栓形成（VAの閉塞）
- 穿刺部の感染症
- 瘤形成
- 静脈高血圧（sore thumb or sore hand syndrome）
- スチール症候群（虚血障害）
- 血流量過剰（high output cardiac failure）
- 血液再循環
- 穿刺困難および穿刺部限局
- その他

日本透析医学会：慢性血液透析用バスキュラーアクセスの作製および修復に関するガイドライン2011年版. 日本透析医学会雑誌2011；44（9）：864より引用

血液透析患者のVAが及ぼすからだ・こころ・社会への影響

　血液透析を受けている患者のシャントが日常生活に及ぼすからだ・こころ・社会への影響について**表3**に示す。

　シャントが日常生活に与える主な影響として、【①痛み・かゆみの知覚を伴うシャント部のつらさ】【②シャントトラブルを回避するための自己管理行動】【③常に気がかりなシャントの存在】【④予測できない再出血への困惑感】【⑤生きる術となるシャント】の5つの特徴がある。

【①痛み・かゆみの知覚を伴うシャント部のつらさ】

　シャント部周辺の局所的な痛みやかゆみへの知覚感情を表し、穿刺部局所の感染による腫れや痛み、手作業後のシャント部から生じる痛みに対するつらさの体験である。

　VAの合併症は感染やかゆみなどを引き起こし、患者はそのつらい症状をもちながら透析治療を受け、治療の出入口として使われているVAへの苦痛を訴えている。また、非透析日に、シャント肢を利き手として使い過ぎた場合に起こるシャント肢全体の疼痛を訴える患者も少なくない。シャント関連の合併症において皮膚のバリア機能低下や血管壁の脆弱さがトラブル発生の要因となり、からだに影響を及ぼすことを意味づけている。

【②シャントトラブルを回避するための自己管理行動】

　シャント感染予防のための清潔行為、再出血を予防するための工夫、状況に応じたかゆみ止めの選択、試行錯誤するなかで見いだした生活用品の活用やトラブル回避のための行為など、シャントトラブルを回避するために患者独自の自己管理行

動がみられる。

医療従事者は、シャント部の感染予防に向けて、透析日の入浴を控えるように説明している。しかし、患者のなかには「シャント感染を起こさないように、透析日はシャワーにも入らないようにしている」と決めるなど、日常生活においてシャントの自己管理行動を習慣化させている人もいる。

また、透析患者特有のかゆみへの対策は重要なセルフケアの一つであり、患者の多くは自分に合った軟膏を選択していることが多い。また、シャント部のかゆみを抑えるために、軟膏の塗布はもとより、保冷剤を用いて冷やすなど独自の対処法を編み出し、工夫しながら生活している人もいる。患者がシャントトラブルを経験するなかで身につけてきた自衛策といえよう。

【③常に気がかりなシャントの存在】

透析治療を終えて帰宅しても止血を何度も確認してシャント部を気づかう一方で、肘部（上腕動脈と橈側皮静脈を吻合）にシャント造設された患者は、シャントからの再出血を少なからず経験している。このことから、シャント肢に力を入れたり、軽微な負荷によってシャントトラブルを起こすことへの不安があり、常にシャントの存在を気にかけながら生活している状況がうかがえる。シャントがあるために再出血を危惧する気がかりな思いは、日常生活に影響を及ぼす。

【④予測できない再出血への困惑感】

シャントの存在には予測できない再出血のリスクが常にあり、自分の意思ではコントロールできないもどかしさを抱いているという意味がある。

表3 血液透析患者のバスキュラーアクセスが及ぼすからだ・こころ・社会への影響

血液透析患者のVAが及ぼすからだ・こころ・社会への影響	例
①痛み・かゆみの知覚を伴うシャント部のつらさ	● 穿刺するところの周囲がかゆいんだよ ● 透析中は、針を刺したところとシャントのまわりが痛い ● シャントが感染を起こすと痛くてつらい ● 血圧が下がるとシャントのところが特に痛いんだよ ● 透析を始めてから5年経ったけど、シャント肢の右手を使いすぎると痛みが強くなったように最近感じる
②シャントトラブルを回避するための自己管理行動	● シャントの感染をしないように、透析日はがまんして体を拭いて、シャワーも入らないようにしている ● 透析日は、散歩中も右手を大きく振らないようにしている ● シャントの音を多いときは2回聴いて、おかしいときは何回か聴くようにしている ● 透析日の朝は、家でシャントに皮膚保護剤を毎回必ず塗っていくようにしている ● シャントのかゆみ対策はいろいろ実験したよ。昔は氷をつけてかゆみをとろうとしたこともあったよ ● 保冷剤もいまはいろいろあるけれど、ケーキについてくる保冷剤がいちばんいい。ビニールじゃなくて、毛羽立っている保冷剤がいい。シャツの上から巻いても濡れないし、一時的には効くよ。大きさもちょうどよくて、落ちないようにバンドで止められるから重宝なんだよ ● 再出血しないように加減しながらバンドを外すようにしている ● 透析日は意識して、草むしりのときもご飯を食べるときも、利き腕じゃない左腕を使うようにしている

（次頁につづく）

③常に気がかりなシャントの存在	● 透析日は止血ベルトを巻いていても出血してしまうから、いつも気になるんだよ ● 透析日は再出血しやすいから、あまり手を使わないように年中気にしなきゃいけないんだよ
④予測できない再出血への困惑感	● シャントがあるおかげで、出血すると家族に手伝ってもらわなければならないから病人のように扱われるんで困るよ ● 再出血は教えてくれないからね、予測がつかなくて困るよ ● すごい量の再出血のときは、どうしていいか困ってしまいがっかりするよ
⑤生きる術となるシャント	● シャントは生きていくためにはなくてはならないもの ● 透析はこれがないと治療が受けられないし、生きていけない ● シャントがないと透析はできない

返血操作の後に止血が行われるが、出血の有無を確認した後の予測できない再出血は、恐怖心や不安を増大させる。毎回の透析で経験する再出血のリスクは緊張の連続である。抜針の際に毎回、恐る恐る圧迫して止血を行うが、止血が確認できたとしても、患者の【予測できない再出血への困惑感】は持続する。

【⑤生きる術となるシャント】

血液透析患者にとって、シャントは生きるために必要不可欠である。患者にとってシャントはまさに命綱である。患者は自らシャント音を聴取しスリルを確認し、生きている証を実感しているのである。

血液透析患者のVAへの看護支援

1. 患者にふさわしい支援策を探る

自己血管内シャントがVAの主流になっている現在において、VAを有する維持透析患者のからだ・こころ・社会が安定した状態を維持できるように、その患者にふさわしい支援策を探ることが大切である。

シャントケアに対する一般的な患者教育では、血液透析患者のVAケアに関連する指導（表4）[3]が示されている。患者指導は、自己管理を支援す

表4 血液透析患者のバスキュラーアクセスケアに関連する指導

①患者自身が現有のVA形式を理解できるように助力すること
②清潔概念を徹底すること
③毎回の血液透析施行時に、得られる血液量や静脈圧を患者に知ってもらうこと
④自分のVAを「見る」「触れる」「聴く」ような習慣をもたせること
⑤VA穿刺部位を順繰りに変えていく必要性に理解を得ること
⑥VAの保護（圧迫・寒冷・入浴・打撲・掻きむしりなど）に関心をもつように仕向けること
⑦穿刺針抜去後の止血圧迫法や後出血時の処置法を、具体的に知ってもらうこと
⑧VA保有肢の冷感や疼痛が出現・増悪した場合には、すみやかな報告を求めること
⑨施設外でVAに関する緊急事態（出血・重症感染・血流途絶など）が発生した場合の連絡先を熟知させること

日本透析医学会：慢性血液透析用バスキュラーアクセスの作製および修復に関するガイドライン. 日本透析医学会雑誌 2011；44（9）：904より引用

るために欠かすことのできない要素ではある。しかし、その患者に合わない不適切な支援は苦痛を伴うこともあるため、患者理解は重要である。

2. 痛みやかゆみに対するつらさへの看護支援

【痛み・かゆみの知覚を伴うシャント部のつらさ】では、痛み・かゆみの性状や訴え方は多様である。まずは患者の苦痛な思いに耳を傾け、痛みの評価スケール［Visual Analogue Scale（VAS）

など］でシャント部の痛みやかゆみの程度を定量化して評価し、つらさを客観的に把握することで症状の理解につなげることが大切である。

VAを有する患者の精神的負担については、大平ら[4,5]の報告によると、多くの患者はVA機能の継続性、穿刺性や穿刺時疼痛などに不安や不満をもちがちであるといわれる。心配事やストレスがかかると痛みの閾値を低下させ、痛みが感じやすくなる。痛みやかゆみには、個人差や心理状態、体調によってこれらの閾値は変化する。

看護師は、シャント部を掻かないように指導するだけではなく、患者のつらい思いを受け止めながら、痛みやかゆみのメカニズムをわかりやすく説明するなど知識の提供に努め、安心感につながる支援を心がけていく必要がある。

3. シャントトラブルに対する 自己管理行動への看護支援

【シャントトラブルを回避するための自己管理行動】の具体例として、透析日には散歩中も右手を大きく振らないようにしているなど、歩行時も工夫している人もいる。また、患者はシャント部のかゆみをとるために模索し、氷をつける、保冷剤を貼用するなどの工夫を凝らしながら生活している人もいる。透析歴の長い患者は、長年培ってきた患者独自の対処方法を実践しながら、透析生活を営むうえでのコツをつかんでいるケースもみられる。

看護師は、患者のセルフ・エフィカシー（自己効力感）を高めるための働きかけを意識し、生活や価値観から編み出された個人の経験を尊重することが必要である。患者が行っているVA管理の経験は、他の透析患者にも有効な場合もある。このことをふまえ、他の患者に情報提供する必要性を認識しなければならない。ただし、患者の間違った解釈や知識によって症状が悪化したり、命の危険を及ぼすこともあるため十分な配慮が必要である。

4. シャントが常に気がかり、予測できない 再出血への困惑に対する看護支援

【常に気がかりなシャントの存在】は計り知れないものがあることを念頭におき、患者の思いを認識したうえで支援することが大切である。

なかには、シャントからの再出血に伴う恐怖心を常に抱きながら透析療法を受けている人もいる。そこで、【予測できない再出血への困惑感】に対しては、日ごろからVAについて困っていることはないか、早い段階で患者の悩みを把握し、解決できるよう介入することが望ましい。再出血したときの対処法を患者の言葉で確認する、患者とともにVAの状態を観察するなど、VAについて相談できる環境をつくることが必要である。

5. 患者の日々の努力をたたえ、 称賛する

【生きる術となるシャント】には、「VAがないと透析治療が受けられない、生きていけない」など、患者の切実な思いが含まれていることを理解する必要がある。日々努力している患者のシャントケアをたたえ、命綱がしっかりとつながっているということを賞賛することが大切である。

これらの看護支援は、患者がVAを良好に保つための重要な意味をもつといえよう。

事例紹介：Lさん、60歳代、男性

多発性嚢胞腎で、透析歴（シャント歴）6年

利き手である右肘にシャントを造設しているLさんは、多発性嚢胞腎を患い20年経過したのち透析導入となった。透析開始から6年目を迎えたLさんに対し、返血しながらシャントの状態や思いについて尋ねると、「透析を始めてから5年経ったけど、最近、シャント肢の右手を使いすぎると痛みが強くなったように感じる」「シャントの感染を起こすと痛い」と語った。Lさんは、シャ

ント感染による腫れや痛みを経験していた。これは、【痛み・かゆみの知覚を伴うシャント部のつらさ】を表している。看護師は、シャントトラブルを経験した人にしかわからないつらさがあることを認識した。

看護師がシャントを長持ちさせる秘訣を尋ねると、「透析日は意識して、草むしりのときもご飯を食べるときも、利き腕じゃない左腕を使うようにしている」「シャントの感染をしないように、透析日はがまんしてからだを拭いて、シャワーも入らないようにしている」「透析日は、散歩中も右手を大きく振らないようにしている」などと答えた。これは、【常に気がかりなシャントの存在】を意識しながらも、【シャントトラブルを回避するための自己管理行動】をとっていることを意味している。

かゆみ対策では「シャント部分がかゆいときには、ケーキとかについてくる小さな保冷剤をシャツの上に置き、止血ベルトで巻いてかゆみを落ち着かせている。いろいろ実験したけど、これがいちばんいい方法だった」と語っていた。

また、シャントがあることで【予測できない再出血への困惑感】が常にLさんの生活をわずらわせており、「気をつけているのに再出血すると、すごい量なのでどうしていいか困ってしまいがっかりするよ」と落ち込むこともあった。日常生活を脅かすこともある再出血のトラブルに対し、Lさんとともに対策を考えた。

シャントはLさんの生活をわずらわせる存在ではあるが、一方では「透析は、これがないと受けられないし、生きていけない」と語り、【生きる術となるシャント】として前向きにとらえていた。

再出血などのつらいトラブルと向き合いながらも、シャントを「長持ちさせないと」と語り、と

きおり左手を添え、拍動を感じている姿がみられた。「シャントで苦労することも多いけど、大切にしないとね。自分の命のために1日おきに太い針を刺されているシャントを、たまにねぎらっているんだよ」とシャントを見つめていた。そして、止血バンドの上から腕をさすり、自分の手のひらのぬくもりをシャントにじっくり伝えるような様子もみられ、シャントに愛着をもっていた。

看護師も、Lさんのそのような思いに共感し、Lさんのシャントに触れて「このシャントがLさんの命綱ですね」と言い【生きる術となるシャント】の重要性をともに認識した。それと同時に、Lさんが透析療法を継続できるためにも、シャントトラブルを未然に防ぐことができるようVAの看護支援を適切に行うことの重要さを改めて感じた。

患者の発言例や事例は、公立富岡総合病院の臨床看護研究倫理審査委員会で2016年に承認を得て患者へのインタビューをもとに収集したものと、看護師による経験的なものを織り交ぜて、個人が特定されないように加筆・修正したものである。

引用・参考文献 ••••••••••••••••••••••••

1. 篠田俊雄 監：基礎からわかる透析療法パーフェクトガイド改訂第2版．学研メディカル秀潤社，東京，2018：68.
2. 日本透析医学会 統計調査委員会：わが国の慢性透析療法の現況（2017年12月31日現在）．日本透析医学会雑誌 2018；51（12）：732.
3. 日本透析医学会：慢性血液透析用バスキュラーアクセスの作製および修復に関するガイドライン．日本透析医学会雑誌 2011；44（9）：904.
4. 大平整爾，室谷典義：バスキュラーアクセスの穿刺および合併症に対する患者の不安・心配．大平整爾，久木田和丘，天野泉，他 編著．バスキュラーアクセス その作製・維持・修復の実際．中外医学社，東京，2007：65-71.
5. 大平整爾，井村卓，今忠正：ブラッドアクセス合併症が及ぼす精神的諸問題．腎と透析 2005；58：452-456.
6. 日本透析医学会：慢性血液透析用バスキュラーアクセスの作製および修復に関するガイドライン．日本透析医学会誌 2011；44（9）：855-937.
7. 稲本元：透析専門ナース．医学書院，東京，2002.
8. 日本腎不全看護学会 編：腎不全看護 第5版．医学書院，東京，2016.

索引

CKD(慢性腎臓病)看護ケアガイド

2020年7月5日　第1版第1刷発行

編　著　　岡　美智代

発行者　　有賀　洋文

発行所　　株式会社　照林社

〒112-0002

東京都文京区小石川2丁目3-23

電話　03-3815-4921(編集)

　　　03-5689-7377(営業)

http://www.shorinsha.co.jp/

印刷所　　共同印刷株式会社